医疗与健康运作管理丛书

丛书主编　李金林　冉　伦

U0268134

EFFICIENCY EVALUATION AND
RESOURCE ALLOCATION OPTIMIZATION OF
CHINA'S HEALTHCARE SERVICE

中国医疗卫生服务效率评价及资源优化配置研究

杜涛　著

北京理工大学出版社
BEIJING INSTITUTE OF TECHNOLOGY PRESS

内 容 简 介

本书从服务运营管理的角度，一方面对我国医疗卫生服务效率进行动态评价，另一方面在现有效率评价的基础上，从不同角度对我国医疗卫生服务资源的配置进行研究。本书的主要读者对象为服务运营管理领域的学者和硕士、博士研究生，以及医疗卫生服务领域的政策制定者、管理者等实践从业者。

版权专有　侵权必究

图书在版编目（ＣＩＰ）数据

中国医疗卫生服务效率评价及资源优化配置研究 ／
杜涛著． — 北京 ：北京理工大学出版社，2022.2
　（医疗与健康运作管理 ／ 李金林，冉伦主编）
　ISBN 978 – 7 – 5763 – 0826 – 6

　Ⅰ．①中… Ⅱ．①杜… Ⅲ．①医疗卫生服务 – 研究 –
中 国 Ⅳ．①R199.2

中国版本图书馆 CIP 数据核字（2022）第 010816 号

出版发行 ／ 北京理工大学出版社有限责任公司
社　　址 ／ 北京市海淀区中关村南大街 5 号
邮　　编 ／ 100081
电　　话 ／ （010）68914775（总编室）
　　　　　　（010）82562903（教材售后服务热线）
　　　　　　（010）68944723（其他图书服务热线）
网　　址 ／ http：∥www. bitpress. com. cn
经　　销 ／ 全国各地新华书店
印　　刷 ／ 保定市中画美凯印刷有限公司
开　　本 ／ 710 毫米 ×1000 毫米　1/16
印　　张 ／ 12.75　　　　　　　　　　　　　　　　责任编辑 ／ 申玉琴
字　　数 ／ 191 千字　　　　　　　　　　　　　　　文案编辑 ／ 申玉琴
版　　次 ／ 2022 年 2 月第 1 版　2022 年 2 月第 1 次印刷　责任校对 ／ 周瑞红
定　　价 ／ 82.00 元　　　　　　　　　　　　　　　责任印制 ／ 李志强

图书出现印装质量问题，请拨打售后服务热线，本社负责调换

前　言

　　《"健康中国 2030"规划纲要》的印发旨在推进"健康中国建设，提高人民健康水平"。医疗卫生服务作为健康的基础和重要保证，其发展直接关乎"健康中国 2030"战略的实施。在我国，医疗卫生服务作为一种重要的公益性产品，事关民生根本。改革开放以来，经过 40 多年的发展，我国医疗卫生服务的水平和质量已得到了显著提升。在这个过程中，我国医疗卫生体制也进行了改革，大致经历了三个阶段：第一阶段（1985—2000年），主要目标是通过医疗机构内部改革，提高医疗机构运行的效率；第二阶段（2000—2005 年），主要目标为通过合理配置卫生资源，解决医疗费用增长过快等问题；第三阶段（2006 年至今），主要目标为解决患者"看病贵、看病难"的问题。在不同时期实施的医疗卫生体制改革在某种程度上缓解了当时所面临的问题，但同时也带来了新的问题。总体而言，我国医疗卫生服务在 40 多年的发展中，始终聚焦的两个关键问题即为"效率"和"资源配置"，其中中央着重要解决的"分级诊疗"也是新医改中旨在解决优质医疗资源合理分配的重要抓手。本书在作者博士学位论文和前期已公开发表的论文基础上撰写完成，旨在对我国医疗卫生服务的效率及资源配置进行较系统的研究，为我国医疗卫生服务效率的改进提供切实可行的意见与建议，为我国医疗卫生服务资源的优化配置提供一定的理论支撑与方法建议。

　　本书从对我国医疗卫生服务效率评价和基于效率视角的医疗卫生服务资源优化配置两个角度进行了研究。一方面从效率评价的角度，运用改进的动态 DEA 模型——DtSBM 模型对我国的 31 个省（市、自治区）2008—2016 年的医疗卫生服务的效率进行动态评价，以衡量新医疗卫生体制改革的效果，并通过考虑质量和不考虑质量的效率值及质量指示值的变化趋势，对我国医疗卫生服务的质量与效率的关系进行了研究，同时从外部环境变量对效率的影响效应的角度对我国医疗卫生服务效率的改进进行了研究。另一方面，在现有效率评价的基础上，基于效率视角研究了组织的资源优化配置，分别从宏观和微观层面提出了基于效率的资源优化配置模型（方法），并运用提出的模型（方法）对我国医疗卫生投入、首都医科大学资源分配进行了实证研究。效率评价是资源配置的基础，为资源的优化配置提供了依据，而资源优化配置则是为了提升效率，实现组织整体效率的最大化，二者互为前提与结果，相辅相成。

本书立足于我国医疗卫生服务效率和资源配置的实际问题，在理论方面，基于相关研究的现状，对效率评价及资源优化配置的方法进行了补充与完善。①构建了以决策单元各时期效率值最优为目标的 DtSBM 模型。该模型可以更加准确地反映效率在所有时期内的动态变化趋势，且更符合管理者在某一时期决策时追求当期效率最优的实际情况。②构建了效率视角下考虑公平的资源配置模型。该模型可以同时衡量资源分配对 DMU 自身和其他 DMUs 的公平性，并有效避免了模型的多解性问题。③提出了组织进行多属性决策的 DEA‐TOPSIS 组合方法。该方法可以有效地对基于效率的决策备选方案进行排序。④提出了组织效率评价及资源配置的 DEA‐DP 组合方法。该方法可以有效地实现基于效率的关键资源的最优规划。在实践方面，以我国医疗卫生服务和首都医科大学的实际数据为例，从宏观层面为我国医疗卫生服务效率和综合绩效水平的改进提供了切实可行的意见与建议，为我国医疗卫生服务投入的分配提供了政策建议。从微观层面，为首都医科大学内部的多属性问题决策和关键资源配置提供了理论依据与政策指导，可为国家的相关部门和类似组织（如医院管理部门、教育部门、集团公司等）基于效率的决策提供一定管理思路与借鉴。

本书为国家自然科学基金重点项目"医疗与健康的数据分析与决策"（71432002）的部分研究成果和作者主持的国家自然科学基金项目"数据驱动的延安地区医疗联合体服务运营管理与优化研究"（71964034）和延安大学博士科研启动项目"我国医疗卫生服务效率评价及资源优化研究"（YDBK2018‐38）的部分研究成果。本书的出版受以上三个项目的经费资助，在研究过程中得到了李金林教授、冉伦教授、王珊珊、曹雪丽、张建洁的指导与帮助，更得到出版社等相关人员的大力支持，特此感谢。由于时间仓促，加上个人水平有限，书中一定存在不少错误和缺点，恳请各位专家、同人和读者多多批评，不吝赐教。电子邮箱：dutao0608@ sina. com.

　　最后再次对所有帮助和支持本书出版的人表示衷心的感谢！

|目　录|

第一篇 导 论

第1章 绪论

1.1 研究背景与意义

当今世界，健康已经处于世界发展议程的中心位置，成为衡量经济社会发展和人民幸福的综合尺度。我国政府高度重视维护人民健康，全面深入实施健康中国战略。2015 年 10 月，十八届五中全会做出推进健康中国建设的决策部署。2016 年 8 月，党中央、国务院隆重召开新世纪第一次全国卫生与健康大会，习近平总书记强调"健康是促进人的全面发展的必然要求，是经济社会发展的基础条件，是民族昌盛和国家富强的重要标志，也是广大人民群众的共同追求"，并明确了建设健康中国的大政方针。同年 10 月，中共中央、国务院印发并实施的《"健康中国 2030"规划纲要》（以下简称《规划纲要》），明确了行动纲领，并将"健康优先"作为推进建设健康中国总体战略部署的 4 个基本原则之一。2017 年 10 月 18 日，习近平总书记在党的十九大报告中指出，"人民健康是民族昌盛和国家富强的重要标志"，提出"实施健康中国战略"并做出全面部署。健康中国建设提升至国家整体战略层面统筹谋划，成为我国促进卫生健康事业发展和人民健康水平持续提升，实现全面建成小康社会、建成社会主义现代化强国的重要保障。2018 年 3 月 13 日，国务委员王勇在第十三届全国人民代表大会第一次会议上指出：将国家卫生和计划生育委员会（以下简称国家卫计委）、国务院深化医药卫生体制改革领导小组办公室等部门进行整合组成国家卫生健康委员会，"有助于推动实施健康中国战略，树立大卫生、大健康理念，把以治病为中心转变到以人民健康为中心"。

　　原国家卫计委主任李斌对党的十九大报告中提出的"实施健康中国战略"撰文指出："十八大以来，我国医疗卫生事业获得长足发展，深化医药卫生体制改革取得突破性进展，人民健康和医疗卫生水平大幅提高。但是，随着工业化、城镇化、人口老龄化进程加快，疾病谱、生态环境、生活方式等发生变化，我国面临多重疾病威胁并存、多种影响因素交织的复杂局面，医疗卫生事业发展不平衡不充分与人民健康需求之间的矛盾比较突出。"因此，在一定时期内"看病难"的问题还将继续存在，具体表现在：

　　①人民健康需求不断增加，医疗卫生服务负担日益加重。随着经济发展水平的提高和城镇化的推进，我国城镇人口、老龄人口比例不断升高。据 2017 年国民经济和社会发展统计公报显示，截至 2017 年年底，我国常住人口城镇化率（城镇常住人口占总人口比重）达 58.52%，老龄人口占总人口比重达 17.3%，分别较上年末提高了 1.17 和 0.6 个百分点，较 2008 年则分别上涨了 12.82 和 5.3 个百分点。城镇化的推进和老龄化的加速直接导致了我国医疗卫生服务需求的增加，特别是人口老龄化增加了对医养结合相关服务的需求，同时生育政策的调整使得我国医疗服务市场的需求迅速增加。而医疗服务的供需矛盾在短时间内无法得到根本解决，事实上，医疗水平较为发达的欧美国家同样面临着医疗资源紧缺的问题。

　　②医疗卫生支出持续增长，但医疗服务供需矛盾依然突出。自 2009 年新医疗卫生体制改革正式实施以来，政府就不断增加对卫生的投入。财政部社会保障司副司长宋其超在 2017 年 5 月 11 日国家卫计委召开的 2017 年深化医疗卫生体制改革重点工作任务专题发布会上介绍：2017 年全国财政医疗卫生支出预算为新医疗卫生体制改革实施前 2008 年的 4.4 倍，比 2016 年增长了 5.1%，达到了 14 044 亿元，而同期全国财政支出预算的增幅仅为 3.2%；医疗卫生支出占全国财政支出的比重从 2008 年的 5% 提高到了 2017 年的 7.2%。其中，仅中央财政医疗卫生支出预算安排就是 2008 年的 4.7 倍，达到了 3 982 亿元，比 2016 年增长 7.7%，比同期中央财政支出预算增幅高出 1.6 个百分点。据《2017 年国民经济和社会发展统计公报》数据显示，全国医疗卫生机构总诊疗人次则由 2004 年的 39.91 亿人次增加到 2017 年的 81.0 亿人次，年均增长率达 5.60%，然而同期每千人平均医师数量仅从 1.48 人增长至 2.41 人，年均增长 3.82%，医疗资源投入

明显落后于医疗服务的需求，医疗服务供需矛盾依然突出，从而导致"看病难"的问题持续存在，尤其是在优质医疗资源比较集中的三甲医院、大医院等，"一号难求"的现象依然普遍存在。

因此，作为人民健康的重要影响因素，优质高效的医疗卫生服务是促进人民健康水平提升、推进健康中国建设的根本保障。提高医疗卫生服务效率、优化医疗资源配置是解决医疗供需矛盾、促进医疗服务升级的重要手段。《规划纲要》明确将"提供优质高效的医疗服务"作为中国健康发展战略的核心内容之一。党的十九大报告也明确提出："深化医药卫生体制改革，全面建立中国特色基本医疗卫生制度、医疗保障制度和优质高效的医疗卫生服务体系。"随着医疗费用及医疗需求的不断增加，合理调配现有资源以最大限度地增加产出，尤其是医疗卫生服务的核心产出诊疗人次数的增加，是短期内各级管理部门解决供需矛盾的主要途径之一。同时，对医疗卫生服务效率的科学考评及资源的优化配置也始终是我国医疗卫生体制改革的要求与任务之一。

医疗卫生体制改革作为提高医疗卫生服务效率和质量的主要途径已成为世界各国政府改革的重点之一，同时也是难点之一。中国自改革开放以来根据社会的发展也一直在实施医疗卫生体制改革，根据各时期改革的具体目标可将其划分为三个阶段：1985—2000 年为第一阶段，主要目标是通过医疗机构内部改革，提高医疗机构运行的效率。这一时期的改革虽然取得了一定的成效但也导致了"看病贵"的问题。2000—2005 年为第二阶段，主要目标是通过合理配置卫生资源，解决医药费用增长过快等问题，从而为人民提供价格合理的、高质量的医疗服务。但是此次改革又产生了"看病难"的问题。2006 年至今为第三阶段，又称新医疗卫生体制改革阶段，新医疗卫生体制改革于 2006 年启动，正式开始实施是在 2009 年 1 月国务院常务会议通过的《关于深化医药卫生体制改革的意见》和《2009—2011 年深化医药卫生体制改革实施方案》之后。新医疗卫生体制改革的主要目标是解决患者"看病贵、看病难"的问题，而导致这一问题的主要原因就包括医疗资源的配置和医院本身运营管理所存在的问题。在 2014 年 4 月 12 日举行的第二批城市公立医院综合改革试点启动座谈会上，国家卫计委进一步强调"提高公立医院管理运行效率"。

效率作为衡量资源利用水平的关键指标之一，对其进行客观、准确、有效的测量对于资源的进一步优化配置至关重要。同时，医疗质量作为卫生事业改革和发展的重要内容和基础，直接关系到人民群众的健康权益和对医疗服务的切身感受。因此，在衡量医疗卫生服务效率时必须将其作为一种产出进行综合考虑，以完整地反映被测单元的绩效水平。《规划纲要》中，同时将"公平公正"作为建设健康中国的4个原则之一，要求"以农村和基层为重点，推动健康领域基本公共服务均等化，维护基本医疗卫生服务的公益性，逐步缩小城乡、地区、人群间基本健康服务和健康水平的差异，实现全民健康覆盖，促进社会公平"。因此，公平是医疗资源优化配置中不可忽视的因素与要求。

同时，医疗卫生服务影响着社会与人们生活的方方面面，也会受到来自各方面的影响。尤其对于地区的整体医疗卫生服务而言，它具有保障地区人民健康的公益性质，它的发展很大程度上取决于地方政府的支持。而地方政府的支持又与地区的经济、社会发展水平密切相关。故其医疗卫生服务的效率水平会受到反映其经济、社会发展等相关因素的影响。基于以上分析，本书基于质量、公平的视角，一方面对我国医疗卫生服务效率进行测算，并对影响医疗卫生服务效率的外部环境因素的净效应和组合效应进行分析；另一方面，基于效率测算的视角，对国家和组织的医疗卫生资源配置问题进行了研究。本书以医疗卫生服务效率的评价及效率的改进这一现实问题为导向，并根据研究目标及实际情况对相关的方法及理论进行了一定的改进与拓展。因此，本书的研究既具有重要的理论意义，还具有极强的现实意义。

（1）理论意义

本书基于相关研究的现状，对效率评价及医疗卫生资源优化配置的方法进行了补充完善。一方面，大多数组织在测度其效率时更多关注的是当前时期的效率值，较少将历史和未来效率统筹考虑进去。基于这一实际情况，本书在现有动态 DEA 模型 DSBM 的基础上，构建了以决策单元各时期效率值最优为目标的 DtSBM 模型，该模型能更好地反映效率的动态变化趋势。同时，由于 DEA 方法通过投入指标和产出指标确定的生产可能集来构造生产前沿面，因此直接用质量指标作为产出指标会使生产可能集发生变化，从而导致生产前沿面发生变化。本书在 Sherman 和 Zhu 提出的质量调整 DEA 模型的基础上，运用逼近理想解排序法（TOPSIS）首先测算了我国的 31 个省（市、自治区）（不含港、澳、台，全书同）医疗卫生服务质量的相对指示值，再将该指示值与其他产出一同作为衡量效率的产出指标。该方法有助于更准确、系统地测算决策单元（DMUs）考虑质量时的相对效率。因此，本书在一定程度上丰富和拓展了效率评价的理论与方法，具有一定的理论意义。

另一方面，本书立足于组织（包括国家宏观管理部分）基于效率视角，提升资源配置效果的目的，首先构建了效率视角下同时考虑内部和外部公平的资源配置模型。该模型对组织在资源分配时同时考虑公平和效率提供了一种均衡的解决思路。其次，基于管理实践中往往会出现以牺牲效率来达到决策优化目的的实际情况，为了在保证效率甚至提高效率的基础上优化组织的决策，本书从基于效率进行多属性决策的角度，将 DEA 方法和 TOPSIS 方法进行组合，为组织基于效率的多属性决策提供了新的思路。同时，本书从组织的系统角度出发，提出了组织基于现有效率的关键资源规划方法 DEA – DP 组合方法，并给出了该方法的贪婪算法。因此，本书在一定程度上丰富和拓展了基于效率的组织资源优化配置的理论与方法，具有一定的理论意义。

（2）现实意义

首先，在 2009 年开始实施的新医疗卫生体制改革背景下，本书运用截至 2018 年 4 月 1 日可获数据（《中国统计年鉴 2017》《中国卫生和计划生育统计年鉴 2017》），对 31 个省（市、自治区）2008—2016 年的医疗卫生服务效率进行测算。在测算过程中将运用 TOPSIS 方法测算的 31 个省（市、自治区）具有可比性的质量指示值作为一种产出，得出考虑质量的医疗卫生服务效率。通过不考虑质量和考虑质量的效率值的对比，得出了医疗卫生服务质量与效率的关系，为我国医疗卫生服务综合绩效水平的改进提供了理论依据与政策建议。其次，本书在效率测算和资源优化的基础上，进一步运用 Tobit 回归和 fsQCA 方法分析了所选择的环境变量对各 DMU 相对效率值的净效应和组合效应，为我国医疗卫生服务效率的改进提供切实可行的意见与建议。最后，本书在构建基于效率的医疗资源分配模型时，考虑了资源在各 DMU 之间分配的公平性，从效率的角度为有关部门决策遵循公平公正原则提供一定的思路与方向。此外，本书以首都医科大学附属的 10 所三甲综合医院为例，运用其实际管理数据对其基于效率的资源优化决策问题进行研究，为其效率的提升和资源的集中式配置提供了一定的理论依据和政策指导。

1.2 主要研究内容

本书一方面在新医疗卫生体制改革的背景下，从效率评价的角度，运用改进的动态 DEA 模型——DtSBM 模型对 31 个省（市、自治区）2008—2016 年的医疗卫生服务的效率进行动态评价，以衡量新医疗卫生体制改革的效果，并通过考虑质量和不考虑质量的效率值及质量指示值的变化趋势，对我国医疗卫生服务的质量与效率的关系进行了研究，同时从外部环境变量对效率的影响效应的角度对我国医疗卫生服务效率的改进进行了研究。另一方面，在现有效率评价的基础上，基于效率视角研究了组织的资源优化配置，分别从宏观和微观层面提出了基于效率的资源优化配置模型（方法）——效率视角下考虑公平的资源配置模型（宏观层面）、DEA – TOPSIS 组合方法和 DEA – DP 组合方法（微观层面），并运用提出分模型（方法）对我国医疗卫生投入、首都医科大学资源分配进行了实证研究。

本书共包括四篇 9 章，其中第一篇包括第 1 章绪论和第 2 章相关理论与研究现状；第二篇包括第 3 章基于 DtSBM 模型的医疗卫生服务效率动态评价，第 4 章考虑质量的医疗卫生服务效率动态评价，第 5 章我国医疗卫生服务效率的净效应与组合效应解释模型；第三篇包括第 6 章效率视角下考虑公平的医疗卫生资源配置研究，第 7 章基于效率的组织多属性决策及实证研究——DEA – TOPSIS 组合方法及第 8 章基于 DEA – DP 组合方法的组织效率评价及资源配置；第四篇包括第 9 章结论与展望。本书接下来的具体研究内容包括：

第 2 章对数据包络分析理论和相关的国内外研究现状进行了介绍与梳理。首先对数据包络分析的基本原理、概念和模型进行了简要介绍。其次，从医疗卫生服务效率评价、医疗卫生服务质量与效率的关系、效率影响因素研究及医疗资源优化配置研究四方面对国内外的研究现状进行了全面、系统的梳理与评价。

第 3 章通过我国的 31 个省（市、自治区）2008—2016 年的医疗卫生服务效率的动态评价及变化趋势分析，衡量新医疗卫生体制改革的实施效果。首先，本书在现有动态 DEA 模型 DSBM 的基础上，从各时期效率最优的角度构造了 DtSBM 模型。其次，以省（市、自治区）为决策单元运用该模型对 31 个省（市、自治区）2008—2016 年的医疗卫生服务效率进行动态评价。通过对各决策单元时期效率和整体效率的测算，从医疗卫生服务效率的角度验证了我国自 2009 年开始正式实施的新医疗卫生体制改革具有显著效果；同时得出按东、中、西部区域划分时，东部的医疗卫生服务效率最高，西部次之，中部最低。最后，通过对各项指标需改进比例的分析，根据投入指标和产出指标的松弛量，提出了山西省、黑龙江省、吉林省、辽宁省、内蒙古自治区和陕西省等相对效率值较低的无效决策单元的医疗卫生服务效率改进的方向和目标。

第 4 章将医疗卫生服务质量作为效率测算时的一种产出，进一步对 31 个省（市、自治区）2008—2016 年的医疗卫生服务效率进行动态测算。质量和效率作为构成医疗卫生服务绩效的两个因素，它们之间存在一定的关系。医疗质量关系人民群众的健康权益和对医疗卫生服务事业的切身感受，它是医疗卫生服务的重要产出之一。因此，本章首先用 TOPSIS 方法计算 31 个省（市、自治区）医疗卫生服务的相对质量指示值，以保证质量在不同 DMUs 之间的可比性。接着，在第 3 章测算 31 个省（市、自治区）相对效率的基础上，将计算得出的相对质量指示值作为 DMUs 的一种附加产出，运用 DtSBM 模型再次测算 31 个省（市、自治区）2008—2016 年考虑质量的医疗卫生服务效率。最后，通过配对样本 T 检验从全国和东、中、西部的角度，分析了质量和效率之间的关系，得出质量与效率的关系与它们各自所处的不同优势地位有关。

第 5 章分析了环境因素对我国不考虑质量和考虑质量的医疗卫生服务效率的净效应和组合效应，从外部的角度对我国医疗卫生服务效率的改进提供思路与建议。首先，基于医疗卫生服务管理部门的宏观性视角，从综合反映一个地区的人民生活水平、政府对医疗卫生服务的重视程度和医疗发展（服务）水平三个方面选择了 8 个环境因素。其次，基于指标数据的可获得性，分别将第 3 章和第 4 章测算得出的 31 个省（市、自治区）2015 年不考虑质量和考虑质量的效率值作为被解释变量，运用 Tobit 回归模型对环境变量的净效应进行分析。在分析中，用散点图对被解释变量和解释变量之间的相关关系进行验证，表明它们之间并不存在显著的相关关系，从而保证了 Tobit 回归的一致性问题。接着，考虑到影响因素之间存在的组合效应，运用 fsQCA 方法分析了所选的环境变量对不考虑质量和考虑质量的医疗卫生服务效率的组合效应。研究结论可为政府或相关部门改进医疗卫生服务的效率提供一定的理论支撑与政策建议。

第 6 章构建了效率视角下考虑公平的资源配置模型，并将其运用于对我国 2017 年增加的医疗卫生投入的分配研究中。在我国不断加大医疗卫生服务投入的背景下，如何利用现有的资源使得医疗卫生服务的总供给增加是我国现阶段面临的关键问题之一。基于此，本章考虑资源分配在 DMUs 之间的公平性，构建了效率视角下考虑公平的资源配置模型。其次，结合第 3 章和第 4 章的研究，以不考虑质量的情况为例，运用构建的模型对我国 2017 年的资源配置问题进行研究，给出考虑公平时使 31 个省（市、自治区）医疗卫生服务的总产出最大化的医疗卫生投入的分配方案。在对我国医疗卫生服务资源分配问题的研究中，根据第 3 章对相对无效省（市、自治区）的松弛改进量的分析，并结合实际情况，假设除卫生总投入指标外，其他三种投入指标——卫生机构数、卫生人员数、床位数均保持不变，使产出最大化，从而间接实现我国医疗卫生服务供给（即表示可接受服务的总诊疗人次数）的增加。

第 7 章构建了基于效率的组织多属性决策组合方法，并运用其进行实证研究。本章从基于效率进行多属性决策的角度，将 DEA 方法和 TOPSIS 方法进行组合。DEA 方法不仅可以对具有多种投入多种产出指标的组织的相对效率进行测算，还可求得决策单元各指标的松弛改进量，这使得 DEA 方法与 TOPSIS 方法的组合在理论上是可行的。本章以首都医科大学为例，假设组织为了提高整体的效率竞争力，希望在 2013 年效率的基础上使有效 DMU 的个数增加，并在实现过程中使各指标松弛改进量尽可能小（即使改变尽可能"容易"），将首都医科大学附属的 10 所三甲综合医院作为 DMUs，并运用 DEA - TOPSIS 组合方法，从提高技术效率的角度进行了研究。

第 8 章提出了组织效率评价与资源配置的 DEA - DP 组合方法。从组织的系统角度出发，提出了组织基于现有效率的关键资源规划方法——DEA - DP 组合方法，并给出了该方法的贪婪算法。DEA - DP 组合方法的基本思想是基于 DEA 测算的组织系统内部 DMUs 的相对效率值，确定影响效率的关键资源，并运用 DP 方法实现组织未来一定时期内对该关键资源的最优规划。本章以首都医科大学为例，将首都医科大学附属的 10 所三甲综合医院作为 DMUs，运用 DEA - DP 组合方法对其进行研究。

第 9 章结论与展望对本书的主要工作及研究结论进行了总结，并结合本书的研究指出了下一步的研究方向。一方面，围绕研究目标及逻辑结构对本书的核心内容进行总结，并系统分析研究的结论及意义。本书的研究有助于对我国医疗卫生服务效率在新医疗卫生体制改革实施前后的 2008—2016 年的动态发展变化趋势进行系统全面的分析，并从外部环境因素的影响方面为效率的改进提供一定的理论支撑与实践指导。同时，本书从效率保证或提升的视角，研究了组织的资源优化配置或决策方法。另一方面，围绕不可避免的现实问题与相关的研究热点，指出了本书研究的不足及下一步研究方向。

1.3　研究框架

本书对我国医疗卫生服务效率和资源配置进行了研究。在研究过程中综合运用了 DEA 方法、TOPSIS、多目标规划、混合整数规划、定性比较分析、应用统计分析等相关理论与方法。图 1.1 整体描述了本书主要研究内容之间的逻辑关系，并对本书的研究框架进行了系统呈现。

由图 1.1 可得，整体而言，本书从对我国医疗卫生服务效率评价和基于效率视角的医疗卫生服务资源优化配置两个角度进行了研究。其中，效率评价是资源配置的基础，为资源的优化配置提供了依据；而资源优化配置则是为了提升效率，实现组织整体效率的最大化。二者互为前提与结果，相辅相成。一方面，在新医疗卫生体制改革要求对医疗卫生服务的效率"进行科学考评"的背景下，对我国的 31 个省（市、自治区）的医疗卫生服务效率进行了动态评价。在该部分，本书首先对不考虑质量时的医疗卫生服务效率在 2008—2016 年的变化趋势进行了动态评价，并从效率的角度得出新医疗卫生体制改革的实施效果（第 3 章）；其次在第 3 章的基础上，进一步对考虑质量时我国医疗卫生服务的效率进行动态评价，并

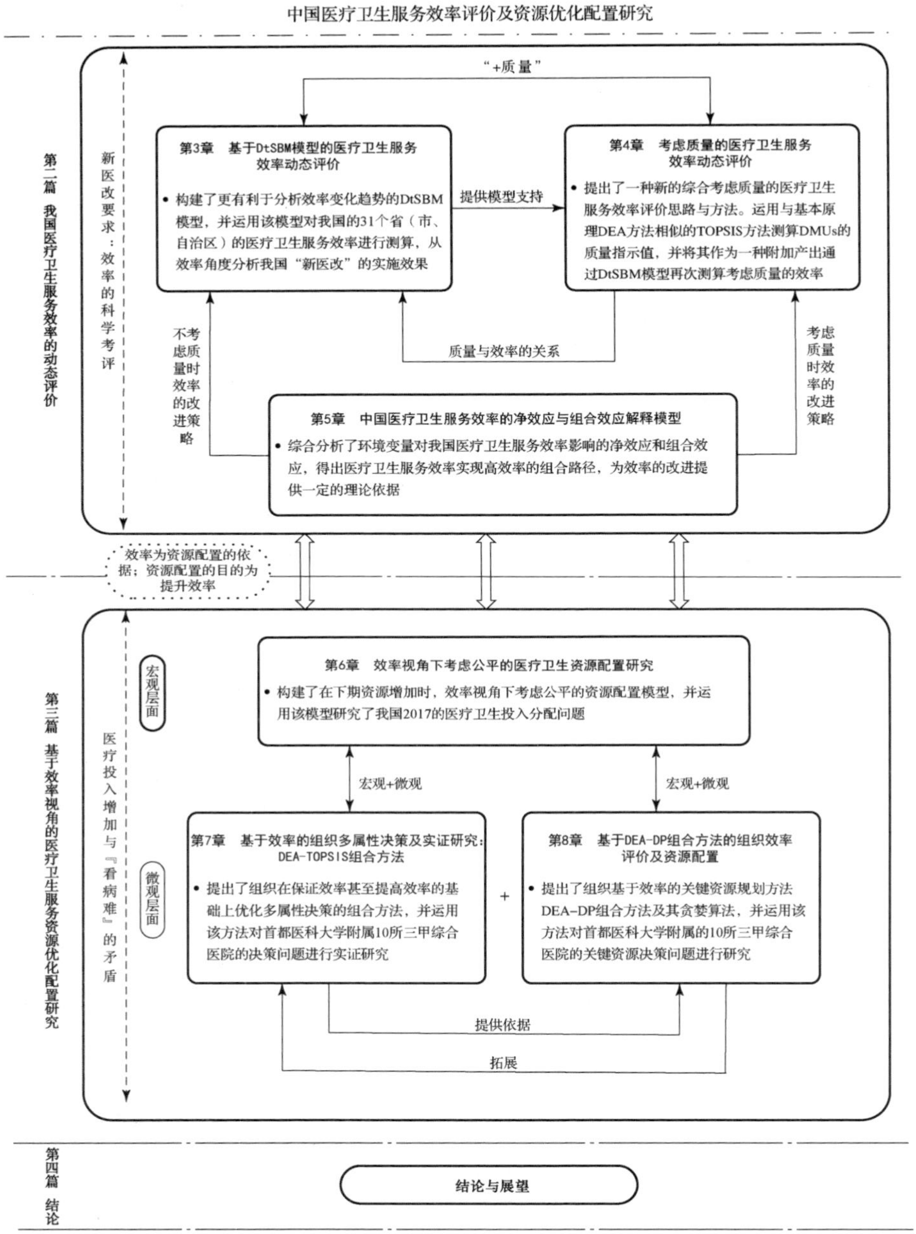

中国医疗卫生服务效率评价及资源优化配置研究

"+质量"

第3章　基于DtSBM模型的医疗卫生服务效率动态评价
• 构建了更有利于分析效率变化趋势的DtSBM模型，并运用该模型对我国的31个省（市、自治区）的医疗卫生服务效率进行测算，从效率角度分析我国"新医改"的实施效果

提供模型支持

第4章　考虑质量的医疗卫生服务效率动态评价
• 提出了一种新的综合考虑质量的医疗卫生服务效率评价思路与方法。运用与基本原理DEA方法相似的TOPSIS方法测算DMUs的质量指示值，并将其作为一种附加产出通过DtSBM模型再次测算考虑质量的效率

第二篇　我国医疗卫生服务效率的动态评价

新医改要求：效率的科学考评

不考虑质量时效率的改进策略

质量与效率的关系

考虑质量时效率的改进策略

第5章　中国医疗卫生服务效率的净效应与组合效应解释模型
• 综合分析了环境变量对我国医疗卫生服务效率影响的净效应和组合效应，得出医疗卫生服务效率实现高效率的组合路径，为效率的改进提供一定的理论依据

效率为资源配置的依据；资源配置的目的为提升效率

第三篇　基于效率视角的医疗卫生服务资源优化配置研究

医疗投入增加与『看病难』的矛盾

宏观层面

第6章　效率视角下考虑公平的医疗卫生资源配置研究
• 构建了在下期资源增加时，效率视角下考虑公平的资源配置模型，并运用该模型研究了我国2017的医疗卫生投入分配问题

宏观+微观

宏观+微观

微观层面

第7章　基于效率的组织多属性决策及实证研究：DEA-TOPSIS组合方法
• 提出了组织在保证效率甚至提高效率的基础上优化多属性决策的组合方法，并运用该方法对首都医科大学附属10所三甲综合医院的决策问题进行实证研究

+

第8章　基于DEA-DP组合方法的组织效率评价及资源配置
• 提出了组织基于效率的关键资源规划方法DEA-DP组合方法及其贪婪算法，并运用该方法对首都医科大学附属的10所三甲综合医院的关键资源决策问题进行研究

提供依据

拓展

第四篇　结论

结论与展望

图 1.1　逻辑关系

通过与第 3 章研究结论的比较分析，得出医疗卫生服务质量和效率之间的关系（第 4 章）。同时，为了分析外部环境对效率的影响作用，进一步对环境变量与效率之间的关系进行了研究（第 5 章）。

另一方面，本书在医疗投入增加与"看病难"并存的背景下，对我国医疗卫生服务资源的优化配置进行了研究。在该部分，本书首先从宏观层面对我国 2017 年的医疗卫生投入分配问题进行了研究，并在资源的分配过程中同时考虑了决策单元内部和外部的公平性（第 6 章）；其次，从微观层面以首都医科大学附属 10 所三甲综合医院为例，分别运用 DEA – TOPSIS 组合方法和 DEA – DP 组合方法对其基于效率的资源配置过程中的多属性决策问题和关键资源分配问题进行了研究（第 7 章和第 8 章）。

具体而言，第 4 章在第 3 章医疗卫生服务效率评价的基础上考虑了质量，系统测评了我国的 31 个省（市、自治区）医疗卫生服务的绩效发展水平，并对质量和效率之间的关系进行了实证分析，同时第 3 章为第 4 章提供了模型支持。第 3 章和第 4 章为第 5 章提供了理论依据，第 5 章从外部影响的角度为第 3 章和第 4 章测算得出的效率提供改进策略。第 6 章在第 3 章和第 4 章研究的基础上考虑了公平，更符合医疗卫生服务作为一种公益性质产品的特征。第 7 章和第 8 章在第 6 章的基础上，从经济管理领域的微观决策层面进行了研究，使得本书的研究同时涵盖宏观决策与微观决策的范畴。

本书的两个主要研究方面既包括了具有递进关系的效率评价和以效率改进为目的资源配置两个层面，还包括具有并列关系的效率、质量和公平三个角度。

1.4　主要创新点

基于效率、质量、公平的视角，本书从实际问题和实际数据出发，系统研究了我国医疗卫生服务效率的动态评价及资源优化配置问题。主要创新点为：

①构建了以各时期效率最优为目标的效率动态评价模型——DtSBM 模型。大多数组织在测度其效率时更多关注的是当前时期的效率值，较少将

历史和未来效率统筹考虑进去。针对本问题，本书构建了以各时期效率最优为目标的效率动态评价模型——DtSBM 模型。该模型首先使 DMUs 在各个时期的效率最优，再根据各时期的最优效率值计算所有时期的整体效率值，因此可以更加准确地反映效率在所有时期内的动态变化趋势，且更符合管理者在某一时期决策时追求当期效率最优的实际情况。

②提出了一种将质量指示值作为附加产出的效率评价方法。质量和效率作为绩效的两个组成部分，二者之间存在一定关系。服务质量是服务管理中的核心问题。基于此，提出了一种将质量作为附加产出的效率评价方法。该方法首先运用 TOPSIS 方法测算所有 DMUs 的相对质量指示值，再将其作为运用 DEA 方法测算效率时的一种附加产出指标。该方法一方面保证了质量在 DMUs 之间的可比性，另一方面避免了现有研究直接将衡量质量的各指标作为产出时可能导致的生产可能集发生变化的问题。

③构建了医疗卫生服务效率的净效应和组合效应解释模型。医疗卫生服务会受到社会发展等外部环境因素的影响。而环境变量对效率的影响作用除变量自身会产生净效应外，变量之间的组合还会产生组合效应。针对这种情况，本书同时构建了我国医疗卫生服务效率的净效应解释模型和组合效应解释模型。对解释变量的净效应和组合效应的综合分析，可以更加全面、系统地研究环境变量对医疗卫生服务效率的影响作用。净效应解释模型运用 Tobit 回归分析了环境变量对考虑质量、不考虑质量的医疗卫生服务效率影响的显著性，挖掘不同于投入产出指标的外在环境变量对效率的影响作用。组合效应解释模型运用 fsQCA 方法分析了环境变量对医疗卫生服务效率的组合作用，为 DMUs 实现效率的相对有效提供了改进思路，并给出了 DMUs 实现高效率的组合路径。

④构建了效率视角下考虑公平的资源配置模型。在现有效率水平下，对有限资源进行配置以实现产出的最大化始终是管理者决策的关键任务之一。同时，在实际中，对于集中式的资源配置，决策者还需考虑资源在DMUs 之间分配的公平性。针对这种情况，构建了效率视角下考虑公平的资源配置模型。该模型由于考虑了公平性问题而引入资源分配偏差变量，可以同时衡量资源分配对决策单元自身和其他决策单元的公平性，并有效避免了模型的多解性问题，保证了解的帕累托有效性。

⑤提出了一种组织进行多属性决策的 DEA – TOPSIS 组合方法。在日益

激烈的竞争中，决策和效率已成为组织获得竞争力的关键因素，但在管理实践中往往会出现以牺牲效率来达到决策优化的目的。为了在保证效率甚至提高效率的基础上优化组织的决策，基于效率进行多属性决策的角度，将 DEA 方法和 TOPSIS 方法进行组合。DEA – TOPSIS 组合方法不仅可以有效地对基于效率的决策备选方案进行排序，还可以通过选择不同的模型和指标处理方法尽可能地反映实际情况。

⑥提出了一种组织效率评价及资源配置的 DEA – DP 组合方法。通过优化配置来提高资源的使用效率是管理者的关键任务之一。针对这一实际问题，从组织的系统角度出发，提出了组织基于现有效率的关键资源规划方法——DEA – DP 组合方法，并给出了该方法的贪婪算法。该方法不仅可以有效实现关键资源的最优规划，还可以通过选择不同的模型和指标处理方法尽可能地反映实际情况。

第 2 章　相关理论与研究现状

2.1　数据包络分析（DEA）

2.1.1　基本原理

数据包络分析是一种基于类似被评价对象间进行相对比较的非参数技术效率分析方法。由美国的 Charnes、Coopor 和 Rhodes 于 1978 年提出的 DEA 方法的第一个模型 CCR 模型，标志着 DEA 理论的创立。该方法的基本原理是：根据 DMUs 的投入和产出数据，借助于数学规划和对偶理论确定多种投入和产出的生产前沿面，将 DMUs 投影到生产前沿面上，通过 DMUs 偏离生产前沿面的程度来评价它们的相对有效性。当 DMUs 的效率值等于 1 时称为 DEA 有效，否则称为 DEA 无效。图 2.1 以图示的形式直观、清晰地表达了 DEA 方法的基本原理[1]。假设有 5 个 DMUs $U_1 \sim U_5$，它们均可利用两种投入 x_1 和 x_2 获得一种产出 y。

图 2.1 中由 U_1、U_2、U_4、U_3 构成的曲线即为生产前沿面，各决策单元的相对效率测算则由它们到前沿面上的投影距离与其实际距离的比值获得。以 U_4 和 U_5 为例，测算 U_4 的相对效率值为：$OU_4/OU_4 = 1$，U_5 的相对效率值为：$OU_4/OU_5 < 1$，故可得前沿面上的 DMUs 为 DEA 有效的 DMUs，包括 U_1、U_2、U_3 和 U_4，位于生产前沿面右上方的 U_5 则为相对无效 DMUs。具体而言，根据等产出理论可得，U_5 与 U_4 具有等量的产出 y，但 U_4 比 U_5 消耗了更少的投入，因此，U_4 比 U_5 具有更高的效率。

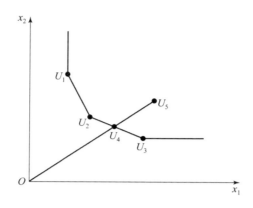

图 2.1　DEA 方法基本原理

2.1.2　基本概念

（1）效率

效率是经济学中的一个核心概念，指运用一定的投入可以获得的产出，也指实际投入或产出与期望投入或产出之间的差距。在理论与实践研究中，衍生出了很多与效率相关的概念，如帕累托效率、技术效率、全要素生产率等。

帕累托效率，又叫帕累托最优，是一种资源分配的理想状态。帕累托效率的标准是指在现有的资源配置下，任何改变都不可能使至少一个人的状况变好。具体而言，生产效率的帕累托最优是指企业的最优生产状态，表示企业不可能在既定资源下，在不减少至少一种产品生产的情况下使任何一种产品的产量增加。分配效率的帕累托最优是指企业内部的各种生产要素的配置实现了最优，满足帕累托标准。

为了将效率进行量化，Farrel 在 1957 年将企业的效率分解为技术效率、分配效率和规模效率。技术效率是指组织在既定的生产要素投入（产出）水平下追求产出（投入）的最大化（最小化）。分配效率是指生产要素或产品在组织内部或组织间实现最优的配置，没有任何浪费。规模效率是指企业生产规模的扩大而使产品生产成本的降低程度。在研究中，他发现造成组织间效率差异的往往不仅是技术效率和分配效率的原因，还有可能是规模效率的原因。鉴于此，Farrel 进一步将技术效率划分为纯技术效率和规模效率，运用边界分析（即数据包络）来测算实际投入和产出与理想的投入和产出之间的差距，以确定实际效率。本书运用数据包络分析方法对我国医疗卫生服务效率的测算和改进进行研究，故我们采用 Farrel 对技术效率的定义，即技术效率包括纯技术效率和规模效率，其中

$$技术效率 = 纯技术效率 \times 规模效率$$

（2）决策单元（DMUs）

类似被评价对象在 DEA 方法中被称为决策单元（DMUs），它是一个将投入转化为产出的组织或系统，可以是医院、学校、银行、企业、政府部门等组织，也可以是政策实施、环境保护、项目投资等。传统 DEA 方法要求 DMUs 具有同质性、可比性[2]，随着 DEA 方法的不断发展及应用领域的不断扩展，当 DMUs 不满足同质性或可比性时，可通过一定的方法或模型来处理以保证它们的同质性与可比性[3,4]。

（3）投入和产出

DMUs 将投入输入进"系统"后输出产出，因此，投入也称为输入，产出也称为输出。投入通常是指为了获得输出而消耗的资源，产出则是指将输入的资源转化而成的产品（服务）。对复杂的 DMUs 而言，医疗卫生服务系统，它们往往具有多种投入、多种产出。DEA 方法通常要求 DMUs 的投入和产出指标需满足量纲无关性、可自由处置性以及投入的消极性与产出的积极性等要求[5,6]，当实际情况并不满足时，则需要利用一定的理论或方法进行处理以使它们满足[6,7]。

（4）生产可能集和生产前沿面

生产可能集是指所有 DMUs 的投入产出组合所构成的集合。设有 n 个 $DMU_j(j = 1, 2, \cdots, n)$，它们的投入产出指标向量分别为 X 和 Y，则生产可能集 T 满足：$T = \{(X, Y) \mid$ 输入 X 可以输出 $Y\}$。生产可能集需满足凸性、锥性、无效性及最小性等公理[6-8]。以 DEA 的 CCR 模型为例，它的生产可能集 T_{CCR} 可以表示为：

$$T_{CCR} = \left\{ (X, Y) \mid X \geq \sum_{j=1}^{n} \lambda_j X_j, Y \leq \sum_{j=1}^{n} \lambda_j Y_j, j = 1, 2, \cdots, n \right\}$$

其中，λ_j 为 DMU_j 的参考 DMUs 的线性组合系数。

生产前沿面则是指在生产可能集中所有的以投入最小、产出最大为目

标的帕累托最优 DMUs 所组成的包络面，因此，生产前沿面也为帕累托面。数学形式则可以表示为：设 $\omega \geq 0$，$\mu \geq 0$，若 $L = \{(X, Y) \mid \omega^T X - \mu^T Y = 0\}$，满足 $T \subset \{(X, Y) \mid \omega^T X - \mu^T Y \geq 0\}$ 且 $L \cap T \neq \varnothing$，则称 L 为生产可能集 T 的弱有效面，$L \cap T$ 为弱生产前沿面。特别地，如果 $\omega \geq 0$ 且 $\mu \geq 0$，则称 L 为生产可能集 T 的有效面，$L \cap T$ 为生产可能集 T 的生产前沿面[8]。

2.1.3　基本模型

Charnes、Cooper 和 Rhodes 提出的 CCR 模型是 DEA 方法的初始模型，该模型与 Banker、Charnes 和 Cooper 提出的 BCC 模型[9] 称为传统 DEA 模型。CCR 模型假设规模收益不变，即测算的技术效率中包含了规模效率部分；BCC 模型则假设规模收益可变，即测算的技术效率为不包括规模效率的纯技术效率。经过 40 年的发展，DEA 方法已从不同的角度得到广泛的扩展，提出了大量用于解决不同问题的 DEA 模型。以标志 DEA 理论创立的 CCR 模型和本研究所基于的 SBM 模型为例对其模型的数学形式进行介绍。设有 n 个 $DMU_j(j = 1, 2, \cdots, n)$，每个 DMU_j 有 m 种投入 $x_{ij}(i = 1, 2, \cdots, m)$，$s$ 种产出 $y_{qj}(q = 1, 2, \cdots, s)$，第 i 种投入的权重为 v_i，第 q 种产出的权重为 u_q。

（1）CCR 模型

CCR 模型是 DEA 方法的第一个模型，将目标决策单元的投入和产出比作为效率，它的原始形式是一个分式规划。以 DMU_o 为例，CCR 模型的数学表达式为：

$$\max \frac{\sum_{q=1}^{s} u_q y_{qo}}{\sum_{i=1}^{m} v_i x_{io}}$$

$$\text{s. t.} \quad \frac{\sum_{q=1}^{s} u_q y_{qj}}{\sum_{i=1}^{m} v_i x_{ij}} \leq 1 \tag{2.1}$$

$$v_i, u_q \geq 0 (j = 1, 2, \cdots, n; i = 1, 2, \cdots, m; q = 1, 2, \cdots, s)$$

为了将分式规划转化为线性规划，Charnes 和 Cooper[10] 提出了处理分式规划的方法——C² 变换。令 $t = \dfrac{1}{\sum\limits_{i=1}^{m} v_i x_{io}}$，$\mu = tu$，$\nu = tv$，则模型（2.1）

经过 C² 变换后转化成了等价的线性规划模型：

$$\max \sum_{q=1}^{s} \mu_q y_{qo}$$

$$\text{s. t.} \quad \frac{\sum\limits_{q=1}^{s} u_q y_{qj}}{\sum\limits_{i=1}^{m} \nu_i x_{ij}} \leqslant 1 \qquad (2.2)$$

$$\sum_{i=1}^{m} \nu_i x_{ij} = 1$$

$$\nu_i, \mu_q \geqslant 0 (j = 1, 2, \cdots, n; i = 1, 2, \cdots, m; q = 1, 2, \cdots, s)$$

进一步利用对偶理论得到模型（2.2）的对偶模型（2.3）：

$$\min \theta$$

$$\text{s. t.} \quad \sum_{i=1}^{m} \lambda_j x_{ij} \leqslant \theta x_{io} \qquad (2.3)$$

$$\sum_{r=1}^{s} \lambda_j y_{qj} \geqslant y_{qo}$$

$$\lambda \geqslant 0 (j = 1, 2, \cdots, n; i = 1, 2, \cdots, m; q = 1, 2, \cdots, s)$$

其中，θ 表示目标DMU_o 的相对效率，它的取值范围为（0，1]，λ 为DMU_o 参考的生产前沿面上的 DMUs 的权重系数。

CCR 模型假设 DMUs 的规模收益不变，Banker、Charnes 和 Cooper 提出了假设规模收益可变的 BCC 模型，BCC 模型在 CCR 模型的基础上增加了约束条件 $\sum\limits_{j=1}^{n} \lambda_j = 1$，以保证生产前沿面上投影点的生产规模与$DMU_o$ 的生产规模处于同一水平[11]。

（2）SBM 模型

DEA 方法根据其测算效率时追求目的不同，分为投入导向模型和产出导向模型。投入（产出）导向模型是指在产出（投入）不减少（增加）的情况下，要达到相对有效各项投入（产出）应减少（增加）的值[12]。

考虑到造成 DMUs 无效中还存在松弛改进部分，Kaoru Tone 从松弛改进的角度，提出了 SBM 模型[12]。以 DMU$_o$ 为例，规模收益不变的 SBM – CCR 模型的数学形式表达式为：

$$\min\rho_o = \frac{1 - (1/m)\sum_{i=1}^{m} s_i^-/x_{io}}{1 + (1/s)\sum_{q=1}^{s} s_q^+/y_{qo}}$$

$$\text{s. t.} \quad \sum_{j=1}^{n} \lambda_j x_{ij} + s_i^- = x_{io}$$

$$\sum_{j=1}^{n} \lambda_j y_{qj} - s_q^+ = y_{qo}$$

$$(2.4)$$

$$\lambda_j \geq 0, s_i^- \geq 0, s_q^+ \geq 0 (j=1,2,\cdots,n; i=1,2,\cdots,m; q=1,2,\cdots,s)$$

其中，ρ_o 为被测决策单元DMU$_o$ 的效率测算指数，它满足决策单元的投入产出指标的度量单位不变性和单调性的性质；$\{x_{ij}\}$ 和 $\{y_{qj}\}$ 分别为 DMUs 的投入指标和产出指标的观测值；$\{s_i^-\}$ 和 $\{s_q^+\}$ 分别为投入指标和产出指标的松弛改进量；$\{\lambda_j\}$ 为参考 DMUs 的权重系数。

同理，为了将模型（2.4）的分式规划形式转化为线性规划问题，首先对模型（2.4）中的目标函数的分子分母以及约束条件的左右两端同时乘以变量 $t(t>0)$，并通过 C^2 变换，令 $t + \dfrac{1}{s}\sum_{q=1}^{s} ts_q^+/y_{qo} = 1$，$S_i^- = ts_i^-$，$S_q^+ = ts_q^+$，$\Lambda_j = t\lambda_j$，则将模型（2.4）转换为线性规划形式：

$$\min\theta_o = t - (1/m)\sum_{i=1}^{m} S_i^-/x_{io}$$

$$\text{s. t.} \quad t + 1/s\sum_{q=1}^{s} S_q^+/y_{qo} = 1$$

$$\sum_{j=1}^{n} \Lambda_j x_{ij} + S_i^- = tx_{io}$$

$$\sum_{j=1}^{n} \Lambda_j y_{qj} - S_q^+ = ty_{qo}$$

$$(2.5)$$

$$\Lambda_j \geq 0, t>0, S_i^- \geq 0, S_q^+ \geq 0 (j=1,2,\cdots,n; i=1,2,\cdots,m; q=1,2,\cdots,s)$$

其中，该模型的最优值 $\theta_o^* = \rho_o$ 为决策单元DMU$_o$的相对效率值，其他变量 λ_j^*、s_i^{-*}、s_q^{+*} 的最优值可通过 $\lambda_j^* = \Lambda_j^*/t$，$s_i^{-*} = S_i^{-*}/t$，$s_q^{+*} = S_q^{-*}/t$ 计算求得。在约束条件中增加 $\sum_{j=1}^{n} \lambda_j = 1$ 时，则上述模型就表示允许规模收益可变情况用于测算纯技术效率的 SBM – BCC 模型。当效率值 $\theta_o = 1$ 时，称 DMU$_o$ 为相对有效，否则称为 DEA 无效，对于无效 DMUs 可以采用投影的方法对其效率进行改进，从而使其达到相对有效。

2.2　研究现状

随着社会和经济的不断发展，人们对健康的重视程度越来越高。医疗卫生服务作为保障一个社会和人类发展的基础，不仅受到国家和政府的重视，同时在学术界也得到了广泛关注。在医疗支出不断增加的今天，科学地对效率进行评价及改进效率，已经成为医疗卫生服务运营和管理的核心任务，相关研究也已不仅仅局限于卫生经济学领域，同时受到了管理运营领域相关学者的重视。国内外学者围绕这两个主题已进行了大量的研究，并取得了丰富的研究成果，我们结合本书的研究目的及研究内容从四个方面对相关的研究进行梳理与述评。

2.2.1　医疗卫生服务效率评价

（1）医疗卫生服务效率评价方法

随着市场经济的发展，效率一方面成为组织在日益激烈的竞争中得以生存和发展的根本，另一方面也成为困扰组织的难题，在医疗卫生服务领域同样如此。尤其在世界经济仍处于逐步复苏的时期，再加之卫生资源的稀缺性，提高医疗卫生服务效率就迫在眉睫。但是在提高效率之前，如何科学、有效地对效率进行评价非常重要[13]。目前对医疗卫生服务效率进行测算的方法主要有参数方法和非参数方法两大类。

参数方法中的随机前沿分析是应用最广泛的一种方法。随机前沿分析（Stochastic Frontier Analysis，SFA）作为一种效率前沿分析，最早由 Aigner、Loverll 和 Schimidt 在 1977 年提出[14]。SFA 方法通过函数模型将被评价单元的实际值与构造的前沿面的偏差分为随机误差和效率残差两部分，其中通过效率残差来表示效率的高低。一些学者运用该方法对医疗卫生服务系统或组织的效率进行了评价。姚红等[15]运用 SFA 的成本模型对上海市的 45 家综合医院供给的技术效率进行了评价。宁岩和任苒[16]则将 SFA 方法应用于对中国农村乡镇卫生院服务效率的评价中。郑文和张建华[17]运用随机前沿产出距离函数及一阶段估计法，研究了我国的 31 个省（市、自治区）医疗卫生体系在 2002—2009 年的技术效率和影响因素。申曙光和郑倩昀[18]运用固定效应面板随机前沿模型对 2010—2014 年我国的 30 个省（市、自治区）的健康生产效率进行测算，并对其影响因素进行分析。但是 SFA 方法要求前沿面的形式满足严格的假设条件，且由于其更便于处理只有一种产出的问题[19]，所以其对医疗卫生服务这种具有多种投入多种产出单元的效率评价受到一定的制约。同时，鉴于医疗卫生服务的技术效率包括纯技术效率和规模效率两部分，而运用 SFA 方法并不能将二者进行有效的区分。因此，对医疗卫生服务效率的评价方法最常采用的还是非参数方法数据包络分析（DEA）。

DEA 是一种对具有多种投入多种产出的相似单元的相对效率进行评价的非参数方法，它的基本思想是通过投入最小、产出最大为目标的帕累托最优解构成的生产前沿，并通过测算 DMUs 与生产前沿面的距离来确定其相对效率[19, 20]。DEA 方法运用线性规划思想对相似单元，即 DMUs 的相对效率进行评价。在效率测算过程中 DEA 方法不需要确定 DMUs 的生产函数的具体形式，不需要考虑投入产出指标的量纲，同时它还可以测算出无效 DMUs 的投入和产出指标的剩余或短缺。因此，它在医疗卫生服务系统或组织的效率评价中得到了广泛的应用[20-23]。DEA 方法的第一个模型是由 Charnes、Cooper 和 Rhodes 提出的，称为 CCR 模型[7]，该模型与 Banker、Charnes 和 Cooper 提出的 BCC 模型[9]统称为传统 DEA 模型。Sherman[24]第一次将 DEA 模型应用于对医院效率的评价中。

发展至今，DEA 方法已在实际应用、研究过程中得到了不断的扩展，如交叉效率 DEA[25]、锥比率 DEA[26]、超效率 DEA[27]、网络 DEA[28]、SBM 模型[12]、动态 DEA（DSBM）[29]等，同时这些模型被广泛应用于包括医疗卫生服务在内的各个行业领域，如农业[30]、工业[31]以及服务业中的金融[32]、教育[33]、零售[34]和医疗卫生服务[35, 36]等。Du 等[35]运用加性超效率 DEA 模型对美国宾夕法尼亚州医院的效率进行了评价。Kawaguchi 等[37]运用动态网络 DEA（DNDEA）模型对日本的 112 家市级医院在实施医疗卫生体制改革以后的 2007—2009 年的效率进行了研究。Cordero 等[38]运用扩展 DEA Window 模型，测算了西班牙巴斯克的 11 家基础医疗卫生组织在 2010—2013 年的技术效率。Mitropoulos 等[39]将随机 DEA 模型与贝叶斯分析相结合用以分析效率值的统计学特征，并将该方法应用于对希腊公立医院效率的评价中。李瑛和曹立萍[36]运用 DEA - Malmquist 模型对我国的 31 个省（市、自治区）实施医疗卫生体制改革以后 2009—2013 年的医疗卫生机构效率进行了动态分析与测算。彭代彦和吴翔[40]运用三阶段 DEA 模型，在剥离环境和随机因素对效率影响的情况下，对我国的 31 个省（市、自治区）医疗卫生系统的效率进行了测算。秦江梅等[41]运用 DEA - BCC 模型和 Malmquist 指数测算了我国重点联系区县 2013—2015 年基层医疗卫生机构的运营效率和全要素生产效率变动趋势。

（2）医疗卫生服务效率评价决策单元

运用 DEA 方法对医疗卫生服务效率进行评价的现有文献中，根据对 DMUs 的选取，最主要的两个研究方向为：①以医疗卫生机构等为决策单元的微观层面的研究；②以一个国家的省（州）为决策单元的宏观层面的研究。医疗卫生机构包括医院、疗养院、保健组织等。Harrington 和 O'Meara[42]运用 DEA 方法对美国联邦医院 1998 年和 2001 年的技术效率进行了测算。Farsi 和 Filippini[43]对瑞士的 17 家公立和 19 家私立非营利性疗养院的成本效率进行了研究。Rollins 等[44]在 Draper 等[45]研究的基础上测算了美国 36 家保健组织 1993—1997 年的效率。Sulku[46]运用 Malmquist - DEA 方法对土耳其实施医疗部门改革前后的省级公立医院的效率进行了研究。庞瑞芝[47]运用 DEA 方法对我国 249 家城市医院的经营效率进行了测算与分析。任洁[48]运用 DEA - Tobit 模型对我国厦门市的 28 家养老机构的综合效率和规模效率进行了评价，并对固定资产总值等环境变化对其效率的影响作用进行了分析。仇蕾洁等[49]运用 DEA 方法对山东省社区卫生服务站的总体效率、技术效率和规模效率进行了评价。王伟和潘景香[50]对我国新疆生产建设兵团的 14 家师级医院 2011 年的运营效率进行了研究。

还有一些学者从宏观的角度以省（州）等为单位，对某一国家或地区的医疗卫生服务效率进行研究。Tigga 和 Mishra[51]运用传统 DEA 方法，以州为决策单元测算和比较了印度 27 个邦的医疗系统的效率。Cetin 和 Bahce[52]运用投入导向 DEA 模型对 OECD 组织的 34 个国家的医疗系统的效率进行了测算。在研究中为了提高测算的准确性，作者在运用 DEA 方法对 34 个国家的效率测算的基础上，剔除了其中的 8 个国家，对剩余 26 个更具有可比性国家的效率重新进行测算。张晓岚等[53]对我国的 31 个省（市、自治区）医院的综合效率、纯技术效率以及规模效率分别进行了测评。陈昭蓉等[54]运用超效率 DEA 对我国的 30 个省（市、自治区）自新医疗卫生体制改革实施以来的 2009—2014 年社区卫生服务效率进行了分析。杨帆等[55]运用 DEA – Malmquist 模型测算了 2012—2014 年湖北省 64 个县的县域医疗卫生资源技术效率和全要素生产率，并运用 Tobit 方法分析了技术效率的影响因素。

2.2.2　医疗卫生服务质量与效率的关系

医疗质量作为卫生事业改革和发展的重要内容和基础，直接关系人民群众的健康权益和对医疗服务的切身感受，因此，在衡量医疗卫生服务效率时必须将其作为考虑的因素之一。医疗卫生服务有效率就是指医疗卫生机构运用最小的投入提供满足一定质量要求和数量的医疗服务。医疗卫生服务绩效则可以视为效率和质量的有机组合。通过绩效评价不仅可以确定导致组织绩效不高的环节（部门），还可为组织提供同时提高质量和效率的组合策略[56]。

在实践中，往往认为质量和效率存在一定的矛盾，需要在管理过程中对二者进行有效的权衡，在医疗卫生服务领域也同样如此。在学术界，医疗卫生服务质量和效率之间的关系得到了大量学者的关注，其中部分学者运用应用统计分析方法，从独立的角度对二者之间的关系进行分析。Laine 等[57]运用随机生产前沿的方法分析了老年护理机构的生产效率与护理质量之间的关系。Laine 等[58]运用 DEA 方法测算为老年人提供护理服务的组织的生产效率，并运用 Mann – Whitney 检验和相关系数分析对生产效率与护理质量之间的关系进行研究。Gok 和 Sezen[59]在运用 DEA 方法测算土耳其 348 家公立医院效率的基础上，将 DEA 测算的效率值作为被解释变量，将其医疗服务质量作为一个解释变量，运用多元回归分析对医疗卫生服务质量与效率之间的权衡进行了研究。结果表明，质量和效率之间的权衡关系取决于医院规模的大小。郝璐等[60]运用 TOPSIS 方法对我国某一医院 1999—2014 年的医院诊疗质量和医疗效率进行了研究。

在医疗卫生服务领域，Ozcan[61]最先运用 Sherman 和 Zhu[62]提出的调整质量 DEA 模型将质量作为效率的一种产出进行综合绩效评价，他们从技术效率和质量的角度综合衡量并比较了医院的绩效。研究结果表明，高效率的医院同样拥有高质量的服务，因此无法证明质量和效率之间存在必然的取舍问题。调整质量 DEA 模型直接将衡量质量的指标作为唯一的产出变量以测算 DMUs 的相对效率。Ferrier 和 Trivitt[63]运用"双 DEA"模型研究了医疗服务质量技术效率值的影响。他们首先用 DEA 模型对 1 074 家美国医院的医疗质量进行评价；其次将医疗质量作为控制变量，再运用 DEA 模型对 1 074 家医院的效率进行评价。结果表明，控制质量有助于提高医疗服务效率。Du 等[35]将衡量医疗质量产出的存活率作为一种产出指标，运用加性超效率模型对一般急诊医院的效率进行测算。结果表明，该方法可以有效避免无效 DMUs 以牺牲质量提高效率的问题。陶春海[64]将医疗服务质量作为医疗服务生产效率的外部因素，与医疗服务投入和医疗服务产出共同构成医疗服务生产效率的组成部分。

2.2.3　效率影响因素研究

运用 DEA 方法虽然可以得出决策单元的各项投入和产出的改进方向与改进量，但并不能确定影响效率的外部环境因素。一些学者将运用 DEA 方法测算得到的效率值作为被解释变量，环境变量作为解释变量，进行回归分析，这种方法在医疗卫生服务领域的研究中也得到了广泛的应用。Bates 等[65]运用 DEA 和多元回归分析研究了美国多元化大商圈中存在的多样化市场结构对其医院效率的影响作用。Castelli 等[66]通过计算综合考虑数量和质量的产出指标以更好地运用 DEA 方法测算了英国国民保健系统中的医院的效率，接着运用普通最小二乘法（Ordinary Least Squares，OLS）对影响效率的因素进行了分析。Hu 等[67]通过 DEA 方法对中国基层医院的技术效率进行测算，以分析中国医保改革——新农村合作医疗制度对其效率的影响，并运用回归分析进一步对影响效率的因素进行分析。汤明新等[68]运用超效率 DEA 和多元回归分析对我国 71 所医院临床医学重点学科的效率及影响因素进行了研究。

但是，运用 DEA 方法测算得出的相对效率值范围为（0，1］，因此，运用回归方法对其影响因素进行分析时，普通最小二乘法估计的回归系数会因为被解释变量的截断而导致估计偏差[69]。由 Tobit 提出的 Tobit 模型作为一种基于最大似然估计方法的被解释变量受到限制的回归模型被广泛应用。Chowdhury 等[70]在 Simar 和 Wilson[71]研究的基础上，运用 DEA 和截断回归模型以及双 Bootstrap 方法对加拿大安大略省的医院服务绩效及其影响因素进行了测算与分析。Mitropoulos 等[72]首先通过 DEA 和 Bootstrap 方法测算了希腊康复中心的经济和生产效率，接着运用截断回归对效率的影响因素进行了分析。Samut 和 Cafri[73]对经济合作与发展组织成员的医疗系统的效率及影响因素进行了分析，运用 DEA 模型对 29 个国家 2000—2012 年的医院的效率进行评价，同时运用面板 Tobit 模型对影响效率的因素进行全面的分析。杨永梅[74]运用 DEA – Tobit 两阶段模型对我国外资医疗机构的经营效率及其环境影响因素进行了分析。屠彦[75]则运用 DEA – Tobit 方法对我国天津市的 77 家公立医院的医疗服务效率及其影响因素进行了研究。

Tobit 模型虽然在截断回归问题中得到了广泛的应用，但其在实际运用过程中也存在一定的制约性。Simar 和 Wilson[71, 76]指出，Tobit 模型中环境变量与运用 DEA 方法测算的效率值可能存在的相关性会导致估计的不一致性问题。Pérez – Reyes 和 Tovar[77]提出运用 Tobit 模型在估计过程中可能存在选择的样本代表性不强的问题。

2.2.4　医疗资源优化配置研究

资源的稀缺性决定了社会、组织或个人必须通过合适的方式将有限的资源进行合理分配，从而实现资源的有效利用，获得最佳的效益。在实际情况中如何实现资源的有效配置也正是一个组织所面临的最大挑战之一。对于医疗卫生服务而言更是如此，造成医疗保健支出增加的最主要原因之一就是医疗资源利用效率的低下[78]。因此，通过降低资源投入提高收益这一主要的实现资源优化配置的方式来提高效率已成为医疗组织发展的关键所在[79]。

国内外一些学者从减少资源投入，从而降低成本的角度对提高医疗组织的效率进行了一定的研究。部分学者基于当时减少床位数为医疗组织降低成本的关键方式之一，从降低床位数是否对医疗系统降低成本具有明显的作用、如何影响成本以及在研究过程中是否应考虑不同床位的特点等方面进行了研究[80－83]。还有学者则考虑到人力资本支出占到医院成本的 60%~80% 这一现象，从减少职工人数的角度进行研究，提出医院人力资本成本与员工的教育水平、职工构成，以及医院是否为教学医院等因素相关[84]，或者从护士对患者住院时间及恢复状况的影响等角度进行分析[80]。李蕾等[85]通过财力、人力、物力 3 方面对我国城乡医疗卫生资源配置状况进行对比分析，得出目前我国城乡医疗卫生资源配置存在不公平及效率低的问题。这些研究主要采用对比方法从床位数或职工人数这两项医院的主要投入进行研究。

还有部分学者在运用 DEA 方法测算效率的基础上提出无效 DMUs 实现 DEA 有效时投入指标需改进的比例以实现资源的优化。DEA 方法可以根据"投影原理"分析各无效 DMUs 非 DEA 有效的原因，并给出改进的方向[86]。陈志兴等[87]是我国率先用 DEA 方法对上海市的 10 所综合性市级医院的运行效率进行测算的学者。他们从医院的多种投入多种产出的角度对医院的效率进行研究，并提出降低投入的具体目标。刘海英和张纯洪[88]运用三阶段 DEA 模型对我国城乡地区的医疗卫生系统的服务效率进行了对比研究，提出"城市地区医院的诊疗和住院服务结构配置失衡更为严重"，主要原因为"过度的住院服务需求挤占了有限的医疗资源，从而导致其门诊医疗服务的低效"。张馨予[89]运用网络 DEA 方法模型对我国卫生资源配置和卫生服务供给的公平与效率进行了系统研究。

在实践中，资源优化配置并不一定要求减少资源的投入，往往存在希望在增加投入的情况下提高产出，而为了保证资源间的匹配实现最大效用，在资源分配之前又需要对组织的效率进行有效的测算[90]。针对这一现象，出现了一部分专门在 DEA 的框架下解决资源配置问题的研究。Yan 等[91]运用考虑决策者偏好的逆 DEA 模型实现组织在产出一定时的投入测算，从而实现资源的分配。Hadi－Vencheh 等[92]则运用逆 DEA 模型解决组织的投入和产出均可能发生变化情况下的资源分配问题。文献 [91] 和

[92] 假设资源分配前后决策单元的效率不变，但是，效率不变情形一方面不能保证其资源分配结果实现帕累托最优[93]，同时随着资源投入的变化，所有决策单元构成的有效前沿面也会发生变化，所以其假设效率不变与实际情况并不相符。

后来一部分学者假设决策单元的效率随着资源分配的变化可以发生改变。Beasley[94]运用 DEA 方法实现对 DMUs 的成本和资源的配置，提出的配置模型的目标为 DMUs 的总效率最大化。Lozano 等[95]首次提出了集中式资源配置的概念，并提出了两个用于集中化配置资源的模型。一个模型的目标为实现每种投入的减少量总额的最大化；另一个模型的目标是根据决策的偏好最大化每种投入的减少量。集中式资源配置概念的出现，引起了广泛关注。Asmild 等[96]对 Lozano 等[95]提出的最大化每种投入的减少量总额模型进行了进一步的分析与研究，提出只考虑改进非有效 DMUs 的思想。Lotfi 等[97]提出了加强的 Russel 模型，将原模型只可解决非径向增加或减少投入或产出中的一种，扩展到了可以同时解决投入和产出的非径向增加或减少问题。Wu 和 An[98]从研究结果的帕累托最优的角度，对总投入减少、总产出增加及在下期资源投入增加情况下的总产出最大三种不同情况下的资源配置问题进行了研究。

2.2.5　研究现状总结与述评

在新医疗卫生体制改革的时代背景下，本书对中国医疗卫生服务效率动态评价及效率改进问题进行了研究。围绕这两个问题，虽然国内外的学者已取得了丰富的研究成果，但从本书研究目的及体系出发，结合实际情况，可以发现现有研究仍存在一定的不足与空白。

①Tone 和 Tsutsui[29]提出的 DSBM 模型的目标函数是使 DMUs 在所有时期内的整体效率值最优，再根据其确定的最优解以确定各时期的效率值。但在实际情况中，一方面由于在效率的测算过程中整体效率最优时，各时期效率并不一定也均为最优[99]，此时该模型就不能准确反映各时期的效率变化情况。另一方面，对于大多数 DMUs 而言，在衡量其效率时更多地关注的是当前的效率值，不会将过去过多地考虑进去，同时由于未来的不确定性，也不会提前将未来考虑进去。基于这些实际情况，本书在现有

DSBM 的基础上，构建了基于 DMUs 各时期效率值最优的效率动态评价模型——DtSBM 模型。

②改革作为一项长期的、系统的工程，其效果的体现不仅需要一定的时间，而且还是一个渐进的过程。因此，为了更好地衡量 DMUs 的效率变化，应考虑时期之间的相互联系，将其作为一个系统来进行分析。但是，现有研究绝大部分并没有考虑时期之间的联系，仅简单地对各个时期独立的效率进行比较[36, 46, 55, 67]。本书围绕我国 2009 年开始实施的新医疗卫生体制改革，运用更有助于分析效率变化趋势的 DtSBM 模型对我国的 31 个省（市、自治区）2008—2016 年的医疗卫生服务效率进行测算，从而从效率的角度对新医疗卫生体制改革的效果进行评价。

③现有学者对医疗卫生服务质量和效率之间关系的研究，更多的是将质量作为效率的一个影响因素进行研究，并没有将质量等同于效率用来综合衡量医疗服务的绩效。Ozcan[61] 运用 Sherman 和 Zhu[62] 提出的调整质量 DEA 模型直接将质量指标作为唯一的产出以衡量决策单元的效率。由于 DEA 方法通过投入指标和产出指标确定的生产可能集来构造生产前沿面，因此直接用衡量质量的指标作为产出指标会导致生产可能集发生变化，从而导致生产前沿面发生变化。同时，运用 DEA 方法测算效率时，各 DMU 均会选择对自己最有利的一组投入和产出权重，故将衡量质量的指标直接作为产出指标来表示其质量产出会导致各决策单元的质量水平不具有可比性。基于此，本书首先运用 TOPSIS 方法计算 DMUs 的质量指示值，再将计算得到的质量指示值作为运用 DEA 模型测算效率的质量产出指标与其他产出指标一起测算 DMUs 的效率。TOPSIS 方法的计算原理与 DEA 方法相似，这样一方面可以在保证可比性的同时测算 DMUs 的相对质量水平，同时将质量指示值作为一种产出测算得到的效率值，能更全面地体现 DMUs 的相对效率水平。

④现有运用多元回归分析或截断回归模型（包括 Tobit 模型）对 DEA 效率影响因素的分析，均属于对某一因素的净效应分析。但在实践情况中，往往存在某一因素独自对被解释变量的影响不显著，但当其与其他因素共同作用时则其影响作用就表现为显著的现象。对于医疗卫生服务系统而言，它与一个国家或社会的方方面面相关，因此影响其效率的环境因素就更加复杂。定性比较分析方法则致力于对具有"多重并发因果"的具有

复杂成因的社会问题进行解释。定性比较分析（Qualitative Comparative Analysis，QCA）自 Ragin[100] 于 1987 年提出以后在社会科学研究领域中得到了广泛的应用。QCA 分为研究导向的 QCA 和操作技术导向的 QCA，其中研究导向的 QCA 运用其核心逻辑和思想——集合论和布尔代数将传统的定性分析与定量分析相融合[101]。QCA 运用布尔法建立起来的逻辑真值表"既可以反映出事物发生或不发生的多种条件，同时还可以从中看出多种条件出现或不出现之间的组合关系是如何导致某一现象发生或不发生。简言之，在布尔法的逻辑真值表中，既可以看到某一结果出现的多个必要条件，也可以看出某一结果发生的充分条件[102]"。在现实情况中，很多问题并不能简单地归结为 0 或 1，基于这种情况，Ragin[103] 提出了 fsQCA。目前为止，将 QCA 方法与 DEA 方法相结合的研究，以及 QCA 在医疗卫生服务效率评价方面的研究都很少。因此，为了更好地分析影响我国医疗卫生服务效率的环境因素，为效率的改进提供切实可行的建议，本书同时运用 Tobit 模型和 fsQCA 对环境变量的净效应和组合效应进行分析。

⑤新医疗卫生体制改革实施以来，国家不断加大对医疗卫生的投入，立足于国家或有关部门的角度对相关资源进行优化配置以实现全社会效率的最大化。现有基于效率视角的通过 DEA 方法实现医疗资源优化配置的研究主要集中于降低投入的冗余以实现效率的改进。而应用比较广泛的 Lozano 和 Villa[95] 提出的集中式资源配置概念，在医疗卫生服务领域运用的比较少，在国内相关的研究则更少。因此，本书根据我国实际情况，在研究过程中，一方面从宏观角度，考虑资源分配的公平性问题，构建了一个效率视角下考虑公平的资源配置模型，并将其应用于我国医疗卫生资源的分配中。另一方面，立足于微观决策层面，从集中式资源配置的角度，分别构建了组织基于效率对关键资源进行多属性决策和动态规划的 DEA - TOPSIS 组合方法和 DEA - DP 组合方法，并以首都医科大学为例，分别对其进行实证研究，以证明提出方法的理论可行性与实践可操作性。

第二篇　我国医疗卫生服务效率的动态评价

第 3 章　基于 DtSBM 模型的医疗卫生服务效率动态评价

为了从医疗卫生服务效率的角度衡量我国新医疗卫生体制改革实施的效果，并更好地体现新医疗卫生体制改革实施过程中效率的变化趋势，本章在现有动态 DEA 模型 DSBM 的基础上，构建了各时期效率最优的 DtSBM 模型，并以省（市、自治区）为决策单元运用该模型对 31 个省（市、自治区）2008—2016 年的医疗卫生服务效率进行了动态评价。

3.1　引言

医疗卫生体制改革作为一项极为复杂的社会系统工程[104]，始终是世界各国政府改革的重点之一，同时也是难点之一[105]。我国自改革开放以来也一直围绕着"看病贵、看病难"的问题持续实施医疗卫生体制改革，在现行的新医疗卫生体制改革中更是明确指出要"科学考评医疗服务效率""提高公立医院管理运行效率"。因此，通过对资源利用及配置的评价与优化以实现医疗服务效率的改进不仅是解决"看病贵、看病难"的有效途径，同时，医疗服务效率也已成为衡量医疗改革效果的关键指标之一。因此，如何对医疗服务效率进行科学的考评就显得尤为重要。

随着整个社会和人们对健康的重视程度增加，从管理的角度对医疗卫生服务领域进行研究成为学术界研究的热点之一，如对医疗卫生服务效率和医疗卫生体制改革效果的评价方面的研究。DEA 模型因其在效率测算过程中允许多种投入多种产出指标，且不需要预先估计参数等的高可操作性特点[106]，在医疗卫生服务的效率评价中得到了广泛的应用。现有运用 DEA 模型对医疗卫生服务效率进行评价的研究中，针对 DMUs 的现有研究主要包括：

①以医院等为决策单元的微观层面的研究。很多学者从医疗组织机构，如医院、疗养院、保健组织等微观层面对其医疗服务效率进行研究。Jiang 等[107]从医院运营效率、临床治疗质量、患者平均医疗费用以及患者和医务人员的总体满意度四个方面对我国广西公立医院在 2010—2012 年的改革效果进行分析。他们均立足于组织自身微观层面效率的测算，或者仅限于以其选取的样本为代表来研究其所在地区（区域）的医疗卫生服务效率，没有基于地区（区域）整体的医疗卫生服务统计数据对其医疗卫生服务的效率进行测评。

②以一个国家的省（州）为决策单元的宏观层面的研究。随着医疗卫生服务效率相关研究的逐渐深入，一些学者也开始从宏观的角度以国家或省（州）等为单位，对某一地区的医疗卫生服务效率等进行研究。Ozcan 和 Khushalani[108]运用 DNDEA 模型分别测算了 34 个 OECD 国家医疗卫生体制改革实施后的 2000—2012 年的公共医疗系统、医药保健系统及整体卫生系统的效率。张爽等[109]运用传统 DEA 模型测算了湖北省 17 个市 2008—2014 年的医疗卫生机构投入产出效率及其在新医疗卫生体制改革前后的动态变化。在这些研究中，文献 [46] 和 [107] 均采用面板数据分别从横向和纵向的角度对决策单元的相对效率进行研究。同时，在现有的文献研究中，运用的 DEA 模型也并不完全相同，包括传统 DEA 模型、DEA - Tobit 两阶段模型、Malmquist - DEA 模型以及 DNDEA 模型等。而这些模型中除 DNDEA 外，其他模型并没有考虑决策单元在不同时期之间的联系，只是对各时期的效率进行简单的测算并加以比较。尤其是在研究中考虑医疗卫生体制改革作用的文献 [46]、[37]、[108] 和 [109]，更应该充分考虑改革是一项长期的、系统的工程，其效果的体现不仅需要一定的时间，而且还是一个渐进的过程。因此，如果在研究中不考虑时期之间的相互联系，会在很大程度上制约效率评价的公平性与客观性[110]。这就要求在衡量其整体效率时，将其作为一个系统，充分考虑各时期之间的联系，用动态性体现其作用的发展变化趋势及稳定性[111]。DNDEA 模型通过中间变量将时期 t 与 $t+1$ 联系起来，该模型最早由 Tone 和 Tsutsui[112]提出，并被很多学者应用于不同的领域，赵萌[110]将该模型应用于我国制造业生产效率的评价中。DNDEA 模型所基于的动态 DEA 模型 Dynamic SBM （Dynamic

Slack Based Measure，DSBM）由 Tone 和 Tsutsui[29] 在其 2010 年的研究中提出。

DSBM 模型的目标函数为决策单元在所有时期内的整体效率值最优，即在整体效率值最优的前提下再根据最优解确定各时期效率值。但在实际情况中，当决策单元的整体效率最优时，并不能保证该决策单元各时期的效率值也均为最优，此时 DSBM 模型就不能很好地从时期的角度动态反映效率的变化情况。为了更好地体现新医疗卫生体制改革的持续性及其发展变化趋势，本书通过效率在不同时期（2008—2016 年）的动态变化趋势对医疗卫生体制改革的效果进行评价与分析。基于此，本章在现有 DSBM 的基础上，构建了基于决策单元各时期效率值最优的 DtSBM 模型（其中，t 表示 time efficiency 最优，用以与 DSBM 模型进行区分），并运用该模型对我国的 31 个省（市、自治区）2008—2016 年的医疗卫生服务效率进行动态评价，以衡量我国 2009 年以来实施的新医疗卫生体制改革的效果。最后，从无效 DMUs 各指标需改进的角度为无效 DMUs 效率的改进指出明确的方向和目标。该研究可为国家或地方的相关部门进一步深化推进医疗卫生体制改革提供一定的理论依据与政策建议。

3.2　DtSBM 模型

DEA 方法的第一个模型自 Charnes、Cooper 和 Rhodes 于 1978 年提出以来，经过 40 年的发展，它在理论和实践方面均得到了丰富的扩展与应用。Liu 等[113] 总结了截至 2016 年 DEA 方法的国际研究前沿，包括非期望变量、交叉效率、网络 DEA、动态 DEA、SBM 等，当然也包括了这些热点问题之间的组合研究与进一步扩展[112,114 - 117]。其中 Tone 和 Tsutsui[29] 将 Färe 和 Grosskopf[28] 提出的考虑时间维度的动态 DEA 模型扩展到在效率测量中考虑松弛改进部分的 SBM 模型，称其为 DSBM 模型。DSBM 模型通过引入"中间变量"将两个连续时期联系起来，该方法可以测量含多个连续时期的 DMUs 的整体效率和各时期效率。

3.2.1　DSBM 模型的动态结构

传统 DEA 模型用 DMUs 投入和产出指标的截面数据来测量其相对效

率，而在实际情况中，一个组织的发展往往是一个相互联系的动态过程。因此，对 DMUs 效率的测量不能仅限于某一时期的截面数据，还必须考虑其动态性。DSBM 模型就从时间序列的角度分析了 DMUs 的效率，并通过"中间变量"将 DMUs 的相邻时期联系起来。文献［29］用图 3.1 表示其动态结构，假设有 n 个包含 T 个连续时期的 DMUs，且它们在每一时期 t 都有各自的投入和产出，同时 t 时期还有一部分"遗留物"留给 $t+1$ 时期。这些"遗留物"被称为中间变量，这些中间变量正是体现动态 DEA 与传统 DEA 的区别所在。Tone 和 Tsutsui[29] 根据实际情况将中间变量划分为四类：期望变量（good，g）、非期望变量（bad，b）、自由处置变量（free，fr）和不可自由处置变量（fix，fi）。

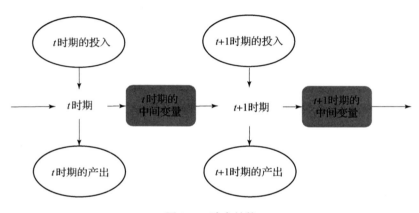

图 3.1　动态结构

期望变量（g）。这类中间变量是指由 t 时期遗留给 $t+1$ 时期的变量，是所期望的，如 t 时期获得并转入 $t+1$ 时期的收益或净利润。在 DSBM 模型中，期望变量被当作 t 时期的产出，同时规定其作为中间变量的值不能大于其观察值。因此，当其存在相对短缺量时，就被认为该类中间变量无效。

非期望变量（b）。这类中间变量是指由 t 时期遗留给 $t+1$ 时期的变量，不是所期望的，如 t 时期产生的结转亏损、不良债权或呆滞库存等。在 DSBM 模型中，非期望变量作为 t 时期的投入，同时规定其作为中间变量的值不能小于其观察值。当其存在相对超过量时就被认为该类非期望变量无效。

自由处置变量（fr）。这类中间变量可以由 DMUs 自由处置，它作为中间变量的值可以大于也可以小于其观察值。其与观察值的偏差并没有直接体现在效率的测量中，而是间接地受到 $t+1$ 时期所应满足的连续条件的影响。

非自由处置变量（fi）。这类中间变量不由 DMUs 所控制，它为一个固定值。同自由处置变量一样，非自由处置变量也是通过两个连续时期的连续条件而间接地影响其效率值。

3.2.2　变量与符号

假设有 n 个决策单元 $(j=1,2,\cdots,n)$（即省市），各决策单元包含 T 个时期 $(t=1,2,\cdots,T)$，且各时期均有 m 种投入 $(i=1,2,\cdots,m)$ 和 s 种产出 $(q=1,2,\cdots,s)$，同时 t 时期和 $t+1$ 时期之间存在 k 个中间变量 $(p=1,2,\cdots,k)$.

（1）投入和产出变量

$x_{ijt}\in R_{+}(i=1,\cdots,m;j=1,\cdots,n;t=1,\cdots,T)$，表示第 j 个决策单元［即省（市、自治区）］在 t 时期的第 i 种医疗卫生服务投入的数量；

$y_{qjt}\in R_{+}(q=1,\cdots,s;j=1,\cdots,n;t=1,\cdots,T)$，表示第 j 个决策单元［即省（市、自治区）在 t 时期的第 q 种医疗卫生服务产出的数量。

（2）中间变量

$z_{pjt}^{\alpha}\in R_{+}(p=1,\cdots,k\alpha;j=1,\cdots,n;t=1,\cdots,T;\alpha=\mathrm{g,b,fr}\ \text{或}\ \mathrm{fi})$，表示第 j 个决策单元［即省（市、自治区）］在 t 时期遗留给 $t+1$ 时期的第 p 种 α 类中间变量的数量。

（3）松弛变量

$s_{ijt}^{-}\in R_{+}(i=1,\cdots,m;j=1,\cdots,n;t=1,\cdots,T)$，表示第 j 个决策单元［即省（市、自治区）］在 t 时期的第 i 种医疗卫生服务投入的剩余量；

$s_{qjt}^{+}\in R_{+}(q=1,\cdots,s;j=1,\cdots,n;t=1,\cdots,T)$，表示第 j 个决策单元［即省（市、自治区）］在 t 时期的第 q 种医疗卫生服务产出的短缺量；

$s_{pjt}^{\alpha}\in R_{+}(p=1,\cdots,k\alpha;j=1,\cdots,n;t=1,\cdots,T;\alpha=\mathrm{g,b,fr}\ \text{或}\ \mathrm{fi})$，表示第 j 个决策单元［即省（市、自治区）］在 t 时期的第 α 类中间变量 p 的松弛量。

3.2.3　DSBM 模型

（1）生产可能集

根据 DEA 方法的基本原理及 DSBM 模型的基本思想，可得 DSBM 模型

中的投入变量 x_{it}、产出变量 y_{qt} 及中间变量 z_{pt}^{α} 所确定的生产可能集为：

$$
\begin{cases}
x_{it} \geqslant \displaystyle\sum_{j=1}^{n} x_{ijt} \lambda_j^t \\[2mm]
y_{qt} \leqslant \displaystyle\sum_{j=1}^{n} y_{qjt} \lambda_j^t \\[2mm]
z_{pt}^{g} \leqslant \displaystyle\sum_{j=1}^{n} z_{pjt}^{g} \lambda_j^t \\[2mm]
z_{pt}^{b} \geqslant \displaystyle\sum_{j=1}^{n} z_{pjt}^{b} \lambda_j^t \\[2mm]
z_{pt}^{fr} \in R^{+} \\[2mm]
z_{pt}^{fi} = \displaystyle\sum_{j=1}^{n} z_{pjt}^{fi} \lambda_j^t
\end{cases}
\tag{3.1}
$$

$(i = 1, 2, \cdots, m; q = 1, 2, \cdots, s; p = 1, 2, \cdots, k\alpha; \alpha = g, b, fr \text{ 或 } fi; t = 1, 2, \cdots, T)$
其中，λ_j^t 表示在 t 时期的参考 DMUs 的权重，它满足 $\lambda_j^t \geqslant 0$，当 DMUs 的规模收益可变时，它还需满足 $\displaystyle\sum_{j=1}^{n} \lambda_j^t = 1$。同时，式（3.1）中方程的右边项 x_{ijt}，y_{qjt}，z_{pjt}^{g}，z_{pjt}^{b}，z_{pjt}^{fi} 均为已知的可观测的正值，其左边项中的 x_{it}，y_{qt}，z_{pt}^{g}，z_{pt}^{b}，z_{pt}^{fr}，z_{pt}^{fi} 是与权重 λ_j^t 有关的变量。第 1 个方程表示投入指标的取值范围；第 2 个方程表示产出指标的取值范围；第 3 个方程表示中间变量为期望变量时的取值范围；第 4 个方程表示中间变量为非期望变量时的取值范围；第 5 个方程表示中间变量为自由变量时它的取值可为任意正实数；第 6 个方程表示中间变量为不可自由处置变量的取值。

同时，为了保证时期 t 和 $t+1$ 之间的连续性，中间变量还需满足以下条件：

$$
\sum_{j=1}^{n} z_{pjt}^{\alpha} \lambda_j^t = \sum_{j=1}^{n} z_{pjt}^{\alpha} \lambda_j^{t+1}
\tag{3.2}
$$

其中，α 表示 g，b，fr 或 fi。

（2）目标函数

DSBM 模型，在其生产可能集的约束下，将体现动态性的"中间变量"引入目标函数，最优化其所有时期的整体效率。进而根据整体效率最优时的最优解确定各时期效率。以DMU$_o$ 为例，DSBM 模型的整体效率目标函数表达式为：

$$\min\theta_o = \frac{\dfrac{1}{T}\sum\limits_{t=1}^{T} w^t \left[1 - \dfrac{1}{m+kb}\left(\sum\limits_{i=1}^{m} \dfrac{w_i^- s_{iot}^-}{x_{iot}} + \sum\limits_{p=1}^{kb} \dfrac{s_{pot}^b}{z_{pot}^b} \right) \right]}{\dfrac{1}{T}\sum\limits_{t=1}^{T} w^t \left[1 + \dfrac{1}{s+kg}\left(\sum\limits_{q=1}^{s} \dfrac{w_q^+ s_{qot}^+}{y_{qot}} + \sum\limits_{p=1}^{kg} \dfrac{s_{pot}^g}{z_{pot}^g} \right) \right]} \tag{3.3}$$

目标函数式（3.3）求整体效率 θ_o 最优，在其表达式中引入了中间变量 z_{pot}^α，将非期望中间变量 z_{pot}^b 视为投入，期望中间变量 z_{pot}^g 视为产出；w^t、w_i^- 和 w_q^+ 分别表示时期 t 以及 i 种投入和 q 种产出的权重，并需满足如下条件：

$$\sum_{t=1}^{T} w^t = T,\ \sum_{i=1}^{m} w_i^- = m,\ \sum_{q=1}^{s} w_q^+ = s$$

当不考虑各权重时，可令 $w^t = 1$，$w_i^- = 1$，$w_q^+ = 1$。

设使 DMU$_o$ 的整体效率取得最优值 θ_o^* 时，权重、投入、产出及中间变量的最优解分别为：λ_j^{t*}，s_{ot}^{-*}，s_{ot}^{+*}，s_{ot}^{g*}，s_{ot}^{b*}，s_{ot}^{fr*}，s_{ot}^{fi*}，则可得 t 时期效率值 θ_{ot}^* 为：

$$\theta_{ot}^* = \frac{1 - \dfrac{1}{m+kb}\left(\sum\limits_{i=1}^{m} \dfrac{w_i^- s_{iot}^{-*}}{x_{iot}} + \sum\limits_{p=1}^{kb} \dfrac{s_{pot}^{b*}}{z_{pot}^b} \right)}{1 + \dfrac{1}{s+kg}\left(\sum\limits_{q=1}^{s} \dfrac{w_q^+ s_{qot}^{+*}}{y_{qot}} + \sum\limits_{p=1}^{kg} \dfrac{s_{pot}^{g*}}{z_{pot}^g} \right)} \tag{3.4}$$

3.2.4　DtSBM 模型的构建

由式（3.3）和式（3.4）可得，当 DMU$_o$ 的整体效率值最优时，并不能保证其各时期效率值也均为最优。基于此，DtSBM 模型根据实际情况将 DSBM 模型的目标函数修正为使 DMU$_o$ 的各时期效率值最优，进而根据各时期效率最优解确定整体效率值，整体效率值为各时期效率值的加权平均值。因此，基于各时期效率最优的 DtSBM 模型更有利于对效率在所有时期内的变化趋势进行分析。根据各投入指标、产出指标和中间变量确定的生产可能集，引入各变量指标的松弛变量，同样以 DMU$_o$ 为例，构建 DtSBM 模型：

$$\min\theta_{ot}^{(t)} = \frac{1 - \dfrac{1}{m + kb}\left(\displaystyle\sum_{i=1}^{m}\dfrac{w_i^- s_{iot}^-}{x_{iot}} + \sum_{p=1}^{kb}\dfrac{s_{pot}^b}{z_{pot}^b}\right)}{1 + \dfrac{1}{s + kg}\left(\displaystyle\sum_{q=1}^{s}\dfrac{w_q^+ s_{qot}^+}{y_{qot}} + \sum_{p=1}^{kg}\dfrac{s_{pot}^g}{z_{pot}^g}\right)}$$

$$\text{s.t.} \quad \sum_{j=1}^{n} x_{ijt}\lambda_j^t + s_{iot}^- = x_{iot}$$

$$\sum_{j=1}^{n} y_{qjt}\lambda_j^t - s_{qot}^+ = y_{qot}$$

$$\sum_{j=1}^{n} z_{pjt}^g\lambda_j^t - s_{pot}^g = z_{pot}^g$$

$$\sum_{j=1}^{n} z_{pjt}^b\lambda_j^t + s_{pot}^b = z_{pot}^b \qquad (3.5)$$

$$\sum_{j=1}^{n} z_{pjt}^{fr}\lambda_j^t + s_{pot}^{fr} = z_{pot}^{fr}$$

$$\sum_{j=1}^{n} z_{pjt}^{fi}\lambda_j^t = z_{pot}^{fi}$$

$$\sum_{j=1}^{n} \lambda_j^t = 1$$

$$\sum_{j=1}^{n} z_{pjt}^{\alpha}\lambda_j^t = \sum_{j=1}^{n} z_{pjt}^{\alpha}\lambda_j^{t+1}$$

$\lambda_j^t \geq 0, s_{iot}^- \geq 0, s_{qot}^+ \geq 0, s_{pot}^g \geq 0, s_{pot}^b \geq 0, s_{pot}^{fr}: fr(\forall i, t), (i = 1, \cdots,$
$m; q = 1, \cdots s; t = 1, \cdots, T; t+1 = 1, \cdots, T; p = 1, \cdots, k\alpha; \alpha = g, b, fr$ 或 $fi)$
其中，λ_j^t 为各参考 DMU 的权重；$k\alpha$ 表示第 α 类中间变量的个数；s_{iot}^-，s_{qot}^+，s_{pot}^g，s_{pot}^b 和 s_{pot}^{fr} 为松弛变量，分别表示投入剩余量、产出短缺量、期望中间变量短缺量、非期望中间变量剩余量以及可自由处置中间变量的偏差量。

约束条件 1 表示DMU$_o$ 的投入指标的约束；约束条件 2 表示DMU$_o$ 的产出指标约束；约束条件 3 表示DMU$_o$ 的中间变量为期望变量时的约束；约束条件 4 表示DMU$_o$ 的中间变量为非期望变量时的约束；约束条件 5 表示DMU$_o$ 的中间变量为自由变量时的约束；约束条件 6 表示DMU$_o$ 的中间变量为不可自由处置变量时的约束；约束条件 7 表示规模收益可变的约束；约束条件 8 为保证时期 t 与 $t+1$ 之间连续性的中间变量的约束。

当DMU$_o$各时期效率的最优值为$\theta_{ot}^{(t)*}$时，则得出其整体效率$\theta_o^{(t)*}$为：

$$\theta_o^{(t)*} = \frac{1}{T}\sum_{t=1}^{T} w^t \theta_{ot}^{(t)*} \tag{3.6}$$

定义 3.1（时期有效）当$\theta_{ot}^{(t)*} = 1$时，DMU$_o$为t时期有效。表明t时期所有松弛变量均为0，即$s_{iot}^{-*} = 0, s_{qot}^{+*} = 0, s_{pot}^{b*} = 0, s_{pot}^{g*} = 0 (i = 1,2,\cdots,m; q = 1,2,\cdots,s; p = 1,2,\cdots,k\alpha)$

定义 3.2（整体有效）当$\theta_o^{(t)*} = 1$时，则称DMU$_o$为整体有效。即通过时期效率目标函数求解DMU$_o$的所有时期t的效率，当且仅当得出的整体效率最优值满足$\theta_o^{(t)*} = 1$时，称DMU$_o$为整体有效。

通过定义 3.1 和 3.2，可得如下定理：

定理 3.1　当且仅当DMU$_o$的所有T个时期均为时期有效时。DMU$_o$为整体有效。

证明：由式（3.6）显然得证。

3.3　我国的31个省（市、自治区）医疗卫生服务效率动态评价

3.3.1　指标和数据

本章对我国除香港、澳门和台湾外的 31 个省（市、自治区）2008—2016 年的医疗卫生服务效率进行动态分析，从效率的角度对我国自 2009 年开始实施的新医疗卫生体制改革的效果进行衡量。在研究过程中，为了更好地验证医疗卫生体制改革的实施效果，将医疗卫生体制改革实施前的 2008 年的效率值作为基准值，代表新医疗卫生体制改革实施前的医疗卫生服务效率现状。同时，鉴于研究目的及数据的可获得性，选取 2008—2016 年为考察年，收集了包含 31 个截面单元 9 年时间内的面板数据，共 279 个观察点。对于投入产出指标的选取，董四平等[118]总结与归纳了我国运用 DEA 方法测算医院效率的 85 篇文献，"对其投入产出指标进行了归类统计"。他们指出投入指标主要"分为四类：床位指标、人员指标、以货币计量的指标以及其他投入"。其中，投入指标中的床位指标包括实有床位数、实际开放床位数等医院与床位有关的数值；人员指标包括职工总数、

卫生技术人员数等医院职工相关指标值；以货币计量的指标包括医院支出、固定资产投资等运用货币进行计量的指标值；其他投入指标则包括"房屋面积、上级拨款、每门诊人次收费水平、出院者平均医药费用等非典型投入指标"。产出指标主要"分为三类：医院业务指标、以货币计量的指标和其他产出指标"。其中，产出指标中的医院业务指标包括"门急诊业务量、住院业务量以及手术量三类"；以货币计量的指标主要包括业务收入、总收入等经济效益指标；其他产出指标有"每床位药品和卫材费用、每卫技人员诊次当量、诊次当量成本、急危重病人抢救成功率、住院病死率等"，但在实际研究中只有极少数文献有所涉及。

本书以省（市、自治区）为决策单元来衡量其医疗卫生服务的效率，故对于指标的选取在参考现有文献的基础上，重点综合考虑省（市、自治区）医疗卫生服务效率衡量的宏观性，最终选择医疗卫生机构床位数（简称床位数）、卫生人员数、医疗卫生机构总支出（简称卫生总支出）和医疗卫生机构数（简称机构数）4 种投入指标，总诊疗人次数和医疗卫生机构总收入（简称卫生总收入）2 种产出指标。其中，在本书的研究中，考虑到将卫生总支出作为一种投入，故对应地将卫生总收入直接作为衡量效率的产出[119]。中间变量则选取当年度医疗卫生机构的净利润中所提取的医疗风险基金（设所有 DMUs 均以 10% 的比例从净利润中提取医疗风险基金）。在这里为了研究方便，假设当净利润为正时，中间变量为净利润的10%，属于期望变量；当净利润为负时，则中间变量为负的净利润（即亏损额），属于非期望变量。所有数据来源于由国家卫生和计划生育委员会编著的《中国卫生（和计划生育）统计年鉴 2009—2017》。

3.3.2 DtSBM 模型的运用

对我国的 31 个省（市、自治区）医疗卫生服务效率的研究中将净利润的 10% 或亏损额作为中间变量，根据实际情况可知，该中间变量要么为期望变量要么为非期望变量，且满足 $z_{pjt}^g \times z_{pjt}^b = 0$，考虑到 0 值不能做分母，且在本书的研究中均不考虑各投入、产出及时期的权重，故将 DtSBM 模型的目标函数分别转化为期望变量目标函数式（3.7）和非期望变量目标函数式（3.8）。同时结合模型（3.5）中对应的约束条件，分别构建用于测算我国医疗卫生服务动态效率的期望变量 DtSBM 时期效率模型和非期望变量 DtSBM 时期效率模型。将构建的 DtSBM 时期效率模型通过 C^2 变换，将其转化为线性规划模型进行求解，得出 DMUs 的各时期效率值，并通过式（3.6）计算 DMUs 的整体效率值。模型（3.9）和（3.10）分别为构建的我国医疗卫生服务效率动态评价的期望变量模型和非期望变量模型。

（1）时期效率目标函数

①期望变量目标函数。

$$\min\theta_{ot}^{(t)} = \frac{1 - \dfrac{1}{m}\sum_{i=1}^{m}\dfrac{s_{iot}^{-}}{x_{iot}}}{1 + \dfrac{1}{s + kg}\left(\sum_{q=1}^{s}\dfrac{s_{qot}^{+}}{y_{qot}} + \dfrac{s_{pot}^{g}}{z_{pot}^{g}}\right)} \qquad (3.7)$$

其中，$n = 31$，$m = 4$，$s = 2$，$kg = 1$，$t = 9$。

②非期望变量目标函数。

$$\min\theta_{ot}^{(t)} = \frac{1 - \dfrac{1}{m + kb}\left(\sum_{i=1}^{m}\dfrac{s_{iot}^{-}}{x_{iot}} + \dfrac{s_{pot}^{b}}{z_{pot}^{b}}\right)}{1 + \dfrac{1}{s}\sum_{q=1}^{s}\dfrac{s_{qot}^{+}}{y_{qot}}} \qquad (3.8)$$

其中，$n = 31$，$m = 4$，$s = 2$，$kb = 1$，$t = 9$。

（2）C^2 变换后时期效率模型

①期望变量模型。

令 $\varphi = \dfrac{1}{1 + \dfrac{1}{3}\left(\sum\limits_{q=1}^{2}\dfrac{s_{qot}^{+}}{y_{qot}} + \dfrac{s_{pot}^{g}}{z_{pot}^{g}}\right)}$，$\Lambda^{t} = \varphi\lambda^{t}$，$\Lambda^{t+1} = \varphi\lambda^{t+1}$，$S_{iot}^{-} = \varphi s_{iot}^{-}$，$S_{qot}^{+} = \varphi s_{qot}^{+}$，

$S_{pot}^{\alpha} = \varphi s_{pot}^{\alpha}$，得期望变量模型：

$$\min\theta_{ot}^{(t)} = \varphi - \frac{1}{4}\sum_{i=1}^{4}\frac{S_{iot}^{-}}{x_{iot}}$$

$$\text{s. t.}\quad \varphi + \frac{1}{3}\left(\sum_{q=1}^{2}\frac{S_{qot}^{+}}{y_{qot}} + \frac{S_{iot}^{-}}{x_{iot}}\right) = 1 \qquad (3.9)$$

$$\sum_{j=1}^{31}x_{ijt}\Lambda_{j}^{t} + S_{iot}^{-} - \varphi x_{iot} = 0$$

$$\sum_{j=1}^{31} y_{qjt}\Lambda_j^t - S_{qot}^+ - \varphi y_{qot} = 0$$

$$\sum_{j=1}^{31} z_{pjt}^g\Lambda_j^t - S_{pot}^g - \varphi z_{pot}^g = 0$$

（3.9 续）

$$\sum_{j=1}^{31} \Lambda_j^t - \varphi = 0$$

$$\sum_{j=1}^{31} z_{pjt}^g\Lambda_j^t = \sum_{j=1}^{31} z_{pjt}^g\Lambda_j^{t+1}$$

$$0 \leqslant \varphi \leqslant 1, 0 \leqslant \Lambda_j^t \leqslant 1, S_{iot}^- \geqslant 0, S_{qot}^+ \geqslant 0, S_{pot}^g \geqslant 0(p=1; t=1,2,\cdots,9)$$

其中，目标函数追求目标省（市、自治区）DMU$_o$ 在 t 时期的效率最大化，将期望中间变量视为产出。第 1 个约束条件为 C^2 变换后效率值的约束；第 2~4 个约束条件则为投入、产出和期望中间变量的约束；第 5 个约束条件为规模收益可变的约束条件，用于测算 DMUs 的纯技术效率；第 6 个约束条件为保证不同时期间连续的约束条件。

②非期望变量模型。

令 $\varphi = \dfrac{1}{1 + \dfrac{1}{2}\sum\limits_{q=1}^{2}\dfrac{s_{qot}^+}{y_{qot}}}, \Lambda^t = \varphi\lambda^t, \Lambda^{t+1} = \varphi\lambda^{t+1}, S_{iot}^- = \varphi s_{iot}^-, S_{qot}^+ = \varphi s_{qot}^+,$

$S_{pot}^\alpha = \varphi s_{pot}^\alpha$ ，得非期望变量模型：

$$\min\theta_{ot}^{(t)} = \varphi - \frac{1}{5}\left(\sum_{i=1}^{4}\frac{S_{iot}^-}{x_{iot}} + \frac{S_{pot}^b}{z_{pot}^b}\right)$$

$$\text{s. t.} \quad \varphi + \frac{1}{2}\sum_{q=1}^{2}\frac{S_{qot}^+}{y_{qot}} = 1$$

$$\sum_{j=1}^{31} x_{ijt}\Lambda_j^t + S_{iot}^- - \varphi x_{iot} = 0$$

（3.10）

$$\sum_{j=1}^{31} y_{qjt}\Lambda_j^t - S_{qot}^+ - \varphi y_{qot} = 0$$

$$\sum_{j=1}^{31} z_{pjt}^b\Lambda_j^t + S_{pot}^b - \varphi z_{pot}^b = 0$$

$$\sum_{j=1}^{31} \Lambda_j^t - \varphi = 0$$

$$\sum_{j=1}^{31} z_{pjt}^{b}\Lambda_{j}^{t} \; = \; \sum_{j=1}^{31} z_{pjt}^{b}\Lambda_{j}^{t+1} \qquad\qquad (3.10 \text{续})$$

$$0 \le \varphi \le 1, 0 \le \Lambda_{j}^{t} \le 1, S_{iot}^{-} \ge 0, S_{qot}^{+} \ge 0, S_{pot}^{b} \ge 0 (p=1; t=1,2,\cdots,9)$$

其中，目标函数追求目标省（市、自治区）DMU_o 在 t 时期的效率最大化，将非期望中间变量视为投入。第 1 个约束条件为 C^2 变换后效率值的约束；第 2~4 个约束条件则为投入、产出和非期望中间变量的约束；第 5 个约束条件为规模收益可变的约束条件，用于测算 DMUs 的纯技术效率；第 6 个约束条件为保证不同时期间连续的约束条件。

3.4　相对效率值 E 及结果分析

运用 Matlab 2016（b）求解构建的 31 个省（市、自治区）医疗卫生服务时期效率模型（3.9）和（3.10），分别得出 31 个省（市、自治区）医疗卫生服务在 2008—2016 年的效率，并通过式（3.6）计算 31 个省（市、自治区）的整体效率值。同时，求解结果还包括 2008—2016 年 31 个省（市、自治区）医疗卫生服务的各投入指标和产出指标的松弛量。计算结果及相应的描述统计如表 3.1 所示。

3.4.1　效率值及整体分析

由表 3.1 可得：从新医疗卫生体制改革实施前的 2008 年到新医疗卫生体制改革实施 8 年后的 2016 年，①我国的 31 个省（市、自治区）医疗卫生服务效率的均值从 0.634 提高到了 0.758，有效决策单元个数从 10 个增加到了 12 个；②31 个省（市、自治区）中，效率值增加的省（市、自治区）有 24 个，占比为 77.42%；③效率值低于 0.6 的无效决策单元的个数从 16 个减少到了 10 个，标准差从 0.296 降到了 0.251。因此，整体而言，自 2009 年开始实施的新医疗卫生体制改革对我国医疗卫生服务效率的提高具有显著效果，同时 31 个省（市、自治区）之间效率的差异性也在不断缩小。

3.4.2　区域医疗卫生服务效率分析

将我国的 31 个省（市、自治区）按照中国卫生统计年鉴的划分方法，

表 3.1 效率值 E 及相关统计值

区域	决策单元	2008	2009	2010	2011	2012	2013	2014	2015	2016	整体效率	排序
东部	北京	1	1	1	1	1	1	0.915	1	1	0.991	6
	天津	0.649	1	1	1	1	1	1	1	1	0.961	9
	河北	0.272	0.718	0.446	0.817	1	1	1	1	1	0.806	18
	辽宁	0.200	0.372	0.440	0.307	0.524	0.591	0.561	0.473	0.434	0.434	29
	上海	1	1	1	1	1	1	1	1	1	1	1
	江苏	1	0.881	0.811	0.724	1	1	1	0.835	0.679	0.881	14
	浙江	1	1	1	1	1	1	1	1	1	1	1
	福建	1	1	1	1	1	1	1	0.870	0.899	0.974	7
	山东	0.273	1	0.552	0.766	0.884	1	0.894	0.738	0.775	0.765	20
	广东	1	1	1	1	1	1	1	1	1	1	1
	海南	0.881	1	0.809	1	1	1	1	1	1	0.966	8
	东部效率均值	0.752	0.906	0.823	0.874	0.946	0.963	0.943	0.901	0.890	0.889	—
中部	山西	0.312	0.500	0.337	0.154	0.479	0.580	0.390	0.478	0.460	0.410	31
	吉林	0.295	0.535	0.478	0.410	0.839	0.585	0.669	0.549	0.509	0.541	28
	黑龙江	0.394	0.477	0.217	0.341	0.423	0.321	0.961	0.439	0.231	0.423	30

续表

区域	决策单元	2008	2009	2010	2011	2012	2013	2014	2015	2016	整体效率	排序
中部	安徽	0.456	0.792	0.670	0.830	0.898	1	0.904	1	1	0.839	17
	江西	0.369	0.715	0.482	0.815	0.829	0.812	0.819	0.790	0.829	0.718	23
	河南	0.529	1	0.547	1	1	1	—	—	1	0.897	13
	湖北	0.794	0.613	0.559	0.674	1	1	—	0.748	0.785	0.797	19
	湖南	0.354	0.503	0.520	0.635	0.999	0.643	0.952	0.542	0.480	0.625	25
中部效率均值		0.438	0.642	0.476	0.607	0.808	0.743	0.837	0.693	0.662	0.656	—
西部	内蒙古	0.362	0.553	0.698	0.633	0.779	0.718	0.742	0.326	0.240	0.561	27
	广西	1	1	0.744	0.956	1	1	1	0.731	0.728	0.907	12
	重庆	0.668	0.755	0.685	0.671	0.857	0.902	0.872	0.873	0.543	0.758	22
	四川	0.433	1	1	1	1	1	1	1	1	0.937	10
	贵州	0.509	0.775	1	1	0.843	0.781	0.866	0.539	0.526	0.760	21
	云南	0.667	1	0.814	1	1	0.934	1	1	0.908	0.925	11
	西藏	1	1	1	1	1	1	1	1	1	1	1
	陕西	0.447	0.537	0.388	0.529	0.616	0.625	0.611	0.749	0.609	0.568	26

续表

区域	决策单元	2008	2009	2010	2011	2012	2013	2014	2015	2016	整体效率	排序
西部	甘肃	0.397	1	0.519	1	1	0.986	1	0.871	0.842	0.846	15
	青海	1	0.561	1	1	1	0.707	1	0.763	0.556	0.843	16
	宁夏	1	1	1	1	1	1	1	1	1	1	1
	新疆	0.403	0.586	0.810	0.998	0.829	0.656	0.699	0.534	0.474	0.665	24
西部效率均值		0.657	0.814	0.805	0.899	0.910	0.859	0.899	0.782	0.702	0.814	—
全国效率均值		0.634	0.802	0.727	0.815	0.897	0.866	0.899	0.802	0.758	0.800	—
各决策单元时期效率标准差		0.296	0.218	0.248	0.248	0.168	0.189	0.159	0.215	0.251	0.215	—
有效决策单元个数		10	15	11	15	18	17	17	13	12	—	—
效率低于0.6的决策单元数		16	9	12	5	3	4	2	8	10	—	—

划分为东部、中部和西部，如表 3.1 所示。由整体效率值一列可得，在 2008—2016 年，我国东部地区的整体效率均值最高，为 0.889；其次是西部地区的 0.814；最低的是中部地区，为 0.656；全国的整体效率均值为 0.800。从各区域效率均值和全国效率均值行可得，2008—2016 年，各区域和全国的时期效率值整体上均呈增长趋势。东部地区从 2008 年的 0.752 增加到了 2016 年的 0.890，提高了 18.35%；西部地区从 2008 年的 0.657 增加到了 2016 年的 0.702，提高了 6.85%；中部地区从 2008 年的 0.438 增加到了 2016 年的 0.662，提高了 51.14%；全国的整体效率均值从 2008 年的 0.634 增加到了 2016 年的 0.758，提高了 19.56%。东、中、西部及全国的各时期效率变化趋势如图 3.2 所示。图 3.2 为运用 Matlab 软件根据表 3.1 的东、中、西部和全国的时期效率均值所绘制的时期效率曲线图。与东部和西部比较，中部地区的效率值则明显低于它们，这一结论从下文中对无效 DMUs 指标需改进比例的分析中也可以看出。

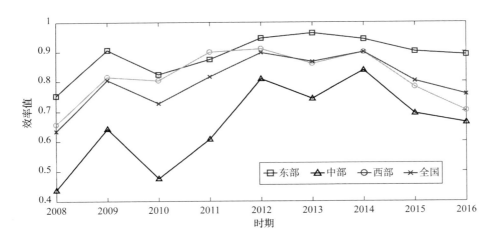

图 3.2 东、中、西部和全国医疗卫生服务时期效率曲线

从图 3.2 可直观地看出，2008—2016 年，我国东、中、西部和全国的效率值总体上均有大幅度的提高。在 9 年时间内虽呈现一定的波动性，但并不影响其整体的增长趋势。图 3.2 的时期效率曲线从区域的角度再次验证了我国新医疗卫生体制改革对提高医疗卫生服务效率具有明显的积极作用。但是，随着新医疗卫生体制改革的实施，东、中、西部和全国的效率值在

2010—2015 年出现了明显的下降趋势，这从一方面说明一项新政策的实施需要一定的时间来体现其效果，另一方面也证明了随着环境的不断变化，政策需要进行不断的深化与完善，以更好地适应新的环境来发挥其作用。

3.4.3 无效 DMUs 需改进比例

DEA 方法是一种通过与所有 DMUs 进行比较从而确定其相对效率的方法，所以该方法还可为无效 DMUs 提供明确的改进方向和目标。图 3.3 为以我国的 31 个省（市、自治区）为对象，运用 Matlab 软件，根据 2008 年（基准年）、2009 年（新医疗卫生体制改革开始实施年）、2015 年（出现较明显转折点的时期）以及整体的效率值所绘制的效率趋势图。

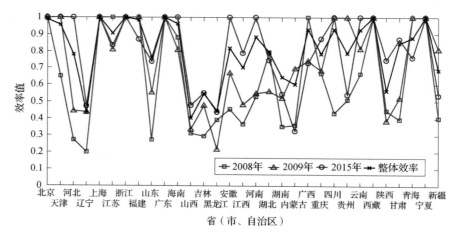

图 3.3 31 个省（市、自治区）部分时期的效率趋势

由图 3.3 可知，在这些时间点相对效率值都较低的包括山西省、辽宁省、黑龙江省、内蒙古自治区和陕西省。结合表 3.1 中整体效率均值低于 0.6 的省（市、自治区），本书以山西省、辽宁省、黑龙江省、吉林省、内蒙古自治区和陕西省为例，从它们各项指标需改进比例的角度对其效率改进方向和目标进行分析。其中，山西省、黑龙江省和吉林省属于中部地区，再次验证了中部地区相对效率较低的事实。它们的各项指标需改进比例的计算结果如表 3.2 所示，改进比例 = 松弛量/实际观测值（由于篇幅限制，表 3.2 只列出需改进比例的最终计算结果和新医疗卫生体制改革

表 3.2　部分无效 DMUs 指标需改进比例①②③

%

部分无效 DMUs	指标	各时期需改进比例									2009—2016 平均值
		2008	2009	2010	2011	2012	2013	2014	2015	2016	
山西	机构数	0.554	0.566	0.889	0.633	0.697	0.621	0.526	0.815	0.807	0.694
	卫生人员数	0.476	0.499	0.676	0.434	0.521	0.443	0.368	0.568	0.545	0.507
	床位数	0.480	0.51	0.71	0.282	0.504	0.468	0.264	0.621	0.580	0.492
	卫生总支出	0.093	0.038	0	0	0	0	0	0	0	0.005
	卫生总收入	0.011	0	0.02	0.069	0.02	0	0.011	0.005	0.016	0.018
	诊疗人次数	0.013	0.001	0.089	0.171	0	0.19	0.002	0	0	0.057
	期望变量	2.744	0.58	0.732	9.703	0.543	0	2.450	0.124	0.355	1.811
	非期望变量	—	—	—	—	—	—	—	—	—	—
辽宁	机构数	0.529	0.38	0.754	0.793	0.774	0.588	0.658	0.8	0.773	0.690
	卫生人员数	0.357	0.425	0.52	0.518	0.49	0.414	0.495	0.509	0.489	0.483
	床位数	0.365	0.507	0.639	0.621	0.606	0.587	0.461	0.640	0.633	0.587
	卫生总支出	0.073	0.064	0.013	0.025	0	0	0.008	0.007	0.016	0.016
	卫生总收入	0.063	0	0	0	0.002	0	0	0	0	0.001
	诊疗人次数	0.003	0.004	0.003	0.001	0	0.062	0	0	0	0.009

续表

部分无效 DMUs	指标	各时期期需改进比例①②③									2009—2016 平均值
		2008	2009	2010	2011	2012	2013	2014	2015	2016	
辽宁	期望变量	6.959	2.291	0.537	1.991	0.045	0	0.181	0.238	0.612	0.737
	非期望变量	—	—	—	—	—	—	—	—	—	—
黑龙江	机构数	0.216	0.338	0.704	0.762	0.774	0.419	0.028	0.713	0.671	0.551
	卫生人员数	0.227	0.474	0.555	0.567	0.567	0.425	0.024	0.358	0.524	0.437
	床位数	0.236	0.557	0.628	0.645	0.652	0.551	0.082	0.411	0.705	0.529
	卫生总支出	0	0.041	0.037	0.017	0	0	0	0	0.034	0.016
	卫生总收入	0.119	0	0	0	0.013	0.037	0	0	0	0.006
	诊疗人次数	0.343	0.001	0.158	0.004	0	0.001	0	0.002	0.005	0.021
	期望变量	2.852	1.072	4.009	1.400	0.545	3.048	0.026	0.003	3.716	1.727
	非期望变量	—	—	—	—	—	—	—	—	—	—
吉林	机构数	0.483	0.236	0.764	0.665	0.136	0.572	0.439	0.718	0.718	0.531
	卫生人员数	0.244	0.418	0.521	0.447	0.201	0.490	0.443	0.478	0.483	0.435
	床位数	0.186	0.484	0.607	0.502	0.304	0.599	0.442	0.604	0.604	0.518
	卫生总支出	0	0.049	0	0	0	0	0	0	0.011	0.008

续表

部分无效DMUs	指标	各时期需改进比例①②③									2009—2016 平均值
		2008	2009	2010	2011	2012	2013	2014	2015	2016	
吉林	卫生总收入	0.129	0	0.007	0.031	0	0	0	0	0	0.005
	诊疗人次数	0.280	0.002	0.119	0.001	0.002	0	0	0.002	0.003	0.016
	期望变量	4.436	0.941	0.180	1.331	0	0	0	0.003	0.215	0.334
	非期望变量	—	—	—	—	—	—	—	—	—	—
内蒙古	机构数	0.520	0.328	0.276	0.643	0.286	0.351	0.415	0.769	0.764	0.479
	卫生人员数	0.402	0.453	0.313	0.386	0.151	0.244	0.384	0.518	0.511	0.370
	床位数	0.359	0.378	0.303	0.343	0.114	0.244	0.092	0.590	0.584	0.331
	卫生总支出	0.058	0.059	0	0	0	0	0	0	0	0.007
	卫生总收入	0.041	0	0	0.006	0	0	0.006	0.034	0.053	0.012
	诊疗人次数	0.011	0.007	0.342	0	0.320	0.300	0	0	0.003	0.122
	期望变量	2.467	0.768	0	0.110	0	0	0.137	1.855	3.642	0.814
	非期望变量	—	—	—	—	—	—	—	—	—	—

续表

部分无效 DMUs	指标	各时期需改进比例①②③									2009—2016 平均值
		2008	2009	2010	2011	2012	2013	2014	2015	2016	
陕西④	机构数	0.470	0.202	0.833	0.537	0.580	0.572	0.028	0.525	0.626	0.488
	卫生人员数	0.370	0.318	0.573	0.366	0.551	0.458	0.024	0.304	0.432	0.378
	床位数	0.412	0.259	0.606	0.152	0.405	0.470	0.082	0.174	0.447	0.324
	卫生总支出	0	0	0	0	0	0	0	0	0	0
	卫生总收入	0.077	0.067	0.048	0.040	0	0	0	0	0.004	0.020
	诊疗人次数	0	0	0	0	0	0	0	0	0	0
	期望变量	1.535	1.434	—	1.134	0	0	0.026	0	0.069	0.380
	非期望变量	—	—	1	—	—	—	—	—	—	—

①改进比例＝松弛量/实际观测值；

②松弛量由确定的 DtSBM 模型求解得到；

③实际观测值来源于《中国卫生（和计生育）统计年鉴 2009—2017》；

④由于陕西省在 2010 年出现非期望变量（亏损额），故其 2009—2016 年期望变量的均值计算不包括 2010 年。

实施以来的 2009—2016 年需改进比例的均值）。由表 3.2 可得，造成它们与其余有效 DMUs 效率差异的主要原因是投入指标——医疗卫生机构数、卫生人员数、医疗卫生机构床位数的冗余和期望变量的短缺。

由相对效率最低的山西省来看，虽然其期望变量的需改进比例从 2008 年的 274.4% 下降到 2013 年的 0，但在 2016 年又达到了 35.5%。其 2009—2016 年的均值高达 181.1%，表明其净利润的 10% 平均需提高近 2 倍。在实施新医疗卫生体制改革后的 8 年时间内，医疗卫生机构数、卫生人员数以及医疗卫生机构床位数的冗余比例均值分别为 69.4%、50.7% 和 49.2%，与 2008 年的冗余比例 55.4%、47.6% 和 48% 相比，虽然有一定程度的增加，但并无明显改进。可见，新医疗卫生体制改革并没有显著提高山西省医疗卫生机构数、卫生人员数和医疗卫生机构床位数等投入的相对效率，加之净利润的短缺，因此造成其效率低下。

这种现象同样发生在其他地方，在新医疗卫生体制改革实施的 8 年（2009—2016 年）里，其医疗卫生机构数、卫生人员数以及医疗卫生机构床位数等投入冗余比例不但没有下降，反而上升。辽宁省三种投入需改进比例分别从 2008 年的 52.9%、35.7% 和 36.5% 大幅度上升到了 2016 年 77.3%、48.9% 和 63.3%，可见这三种投入的冗余程度增加，且冗余造成的过剩量接近 50%，甚至达到了 77% 以上。期望变量需改进比例则出现明显的下降，从 2008 年的 695.9% 下降到了 2016 年的 61.2%，2009—2016 年的均值也下降到了 73.7%。这表明新医疗卫生体制改革对提高辽宁省医疗卫生服务净利润的 10% 有明显的促进作用，但医疗卫生机构数、卫生人员数和医疗卫生机构床位数等投入的过剩仍是制约辽宁省医疗卫生服务相对效率的关键因素。

黑龙江省 2008 年的期望变量需改进比例为 285.2%，在新医疗卫生体制改革实施的 8 年时间里其均值仍高达 172.7%。其中，2010 年、2013 年和 2016 年分别达到了 400.9%、304.8% 和 371.6%，表明新医疗卫生体制改革的实施对黑龙江省医疗卫生服务的相对净利润增加的作用并不显著。医疗卫生机构数、卫生人员数和医疗卫生机构床位数这三个投入指标需改进比例在新医疗卫生体制改革实施后的 2009—2016 年的均值相较 2008 年也增加了约 2 倍，分别从 21.6%、22.7% 和 23.6% 增加到了 55.1%、43.7% 和 52.9%。卫生总支出这一指标在 2009—2016 年也存在冗余量，平均需改进比例增加了 1.6 个百分点。因此，对于黑龙江省而言，在新医疗卫生体制改革实施的 8 年时间内，其医疗卫生服务投入的相对效率不但没有改进，反而进一步增加了其各项投入指标的相对剩余程度。

吉林省期望变量的需改进比例在 2008 年为 443.6%，在实施新医疗卫生体制改革的 8 年时间里均值下降到了 33.4%，其中 2011 年最高为 133.1%。投入指标中，医疗卫生机构数、卫生人员数和医疗卫生机构床位数均出现了大幅度的增加，分别从 2008 年的 48.3%、24.4% 和 18.6% 上升到了 2009—2016 年的均值 53.1%、43.5% 和 51.8%。同时卫生总支出指标在 2009 年也出现了 4.9% 的需改进量。研究结果表明，新医疗卫生体制改革对于吉林省医疗卫生服务净利润的增加有显著的积极作用，但是对卫生人员数和医疗卫生机构床位数相对效率的提高没有明显的促进作用。

内蒙古自治区期望变量的需改进比例在 2008 年为 246.7%，在实施新医疗卫生体制改革的 8 年时间里均值虽然下降到了 81.4%，但其存在明显的波动，在 2010 年、2012 年和 2013 年需改进比例为 0，但在 2015 年和 2016 年需改进比例又达到了 185.5% 和 364.2%。投入指标中，医疗卫生机构数、卫生人员数和医疗卫生机构床位数均出现了小幅度的下降，分别从 2008 年的 52%、40.2% 和 35.9% 下降到了 2009—2016 年的均值 47.9%、37% 和 33.1%。这表明新医疗卫生体制改革对于内蒙古自治区医疗卫生服务净利润的增加及卫生人员数和医疗卫生机构床位数效率的提高等作用并不显著，甚至随着医疗卫生体制改革的实施其作用的发挥受到了一定的制约，迫切需要新一轮的深化改革来进一步保证其相对效率的改进。

陕西省在 2010 年出现了亏损，即存在非期望变量（亏损额），但在其他时期的期望变量需改进比例则呈下降趋势。在 2008 年为 153.5%，2009 年和 2011 年分别为 143.4% 和 113.4%，2012 和 2013 年降为 0，2014 年为 2.6%，2015 年又下降为 0，2016 年又存在 6.9% 的冗余。因此，总体而言（除个别时期外），新医疗卫生体制改革对陕西省净利润的增加作用显著，将近达到相对有效水平。医疗卫生机构数和卫生人员数需改进比例分别从 2008 年的 47% 和 37% 上升到了 2009—2016 年的均值 48.8% 和 37.8%；卫生机构床位数从 41.2% 下降到了 32.4%。可见，新医疗卫生体制改革的实施对增加陕西省医疗卫生服务的净利润和减少卫生机构床位数的冗余有一定的积极作用，但对医疗卫生机构数和卫生人员数的相对效率的提高则并不显著。

从表 3.2 可知，这六个省（自治区）产出指标的短缺比例相对于投入指标的剩余比例很小，在实施新医疗卫生体制改革的 8 年时间总体上呈下降趋势。如卫生总收入需改进比例除山西省从 2008 年的 1.1% 上升到了 2009—2016 年的均值 1.8% 以外，辽宁省、黑龙江省、吉林省、内蒙古自治区、陕西省都出现了一定程度的下降，分别从 2008 年的 6.3%、11.9%、12.9%、4.1% 和 7.7% 下降到了 2009—2016 年的均值 0.1%、0.6%、0.5%、1.2% 和 2.0%。诊疗人次数需改进比例陕西省为 0；山西省、辽宁省和内蒙古自治区出现了一定程度的增加，分别从 2008 年的 1.3%、0.3% 和 1.1% 上升到了 2009—2016 年的均值 5.7%、0.9% 和 12.2%。而黑龙江省和吉林省分别从 34.3% 和 28% 大幅度下降到了 2.1% 和 1.6%，表明新医疗卫生体制改革的实施对降低黑龙江省和吉林省的产出指标——诊疗人次数的短缺比例方面有显著的积极作用。

这六个省（自治区）的相对效率最低，并不代表新医疗卫生体制改革对它们的效率改进没有任何积极作用。由表 3.1 可得，这六个省（自治区）——山西省、辽宁省、黑龙江省、吉林省、内蒙古自治区和陕西省从新医疗卫生体制改革实施前 2008 年到新医疗卫生体制改革实施后的 2016 年，它们的相对效率值是增加的，表明新医疗卫生体制改革对其效率的改进是有积极的显著作用的。由于 DEA 方法测算的是决策单元的相对效率，因此，这六个省（自治区）的相对效率最低并不意味着位于第 26—31 位的它们的医疗卫生服务效率在医疗卫生体制改革实施 8 年的时间里没有任何改进，只是表明相对其他地区而言，它们的效率改进程度更低。

3.5　本章小结

本章运用 DtSBM 模型测算我国的 31 个省（市、自治区）2008—2016 年医疗卫生服务效率，计算结果主要包括：我国的 31 个省（市、自治区）医疗卫生服务的整体效率、时期效率、区域（东部、中部和西部）效率和部分相对无效省（市、自治区）的各指标需改进比例。总体上讲，从对我国医疗卫生服务效率的动态分析结果来看，我国 2009 年开始实施的新医疗卫生体制改革具有显著的积极作用。具体在医疗卫生服务效率值、有效决策单元个数、效率值低于 0.6 的无效决策单元个数方面，我国的医疗卫生服务效率都有大幅度提高。本章还进一步对山西省、辽宁省、黑龙江省、吉林省、内蒙古自治区和陕西省这六个相对无效地区各指标的需改进比例进行了分析。研究结果发现，导致这六个地区的相对效率低下的主要原因是：期望变量存在严重短缺；投入指标——医疗卫生机构数、卫生人员数和医疗卫生机构床位数存在严重冗余（有的地区冗余程度甚至达到 69.4%，最小的冗余程度也为 32.4%，大部分都在 50%~60%）。这些结论可为有关部门制定医疗卫生服务发展战略、医疗改革政策以及提高医疗卫生服务效率的具体措施提供一定的参考和指导作用。

DEA 是一种对所有 DMUs 的效率进行相对评价的方法。一般来说，管理者的决策目标都是追求当期相对效率的最优，而不会将可能导致当期效率降低的过去考虑进去，更不会将不确定的未来考虑进去。因此，为了更好地从效率的角度对新医疗卫生体制改革的效果进行衡量，就需要对效率在不同时期的发展变化进行动态的比较分析，以得出其发展变化趋势。基于此，本章在现有动态效率评价模型 DSBM 模型的基础上，提出了各时期效率最优的效率动态评价模型——DtSBM 模型。该模型可以测算 DMUs 各个时期的效率值，从而有助于更准确地从效率的变化趋势对新医疗卫生体制改革的效果进行衡量。

第4章　考虑质量的医疗卫生服务效率动态评价

本章运用第 3 章提出的 DtSBM 模型，分析新医疗卫生体制改革对考虑质量时医疗卫生服务效率的作用，并将考虑质量的效率值与第 3 章测算得出的不考虑质量的效率值进行比较，从而分析我国医疗卫生服务质量与效率的关系。

4.1　引言

医疗卫生影响一个国家和社会的方方面面。健康作为"促进人的全面发展的必然要求，经济社会发展的基础条件，民族昌盛和国家富强的重要标志，广大人民群众的共同追求"，与人类社会的发展息息相关。而医疗卫生服务作为健康的根本保障，它的效率和质量直接决定了健康事业的发展水平。同时，随着医疗费用及医疗需求的不断增加，提高医疗卫生服务的绩效水平迫在眉睫。

因此，围绕提高医疗卫生服务绩效而进行的医疗卫生体制改革（以下简称医疗卫生体制改革）也已成为世界各国政府改革的重点之一，中国政府自改革开放以来根据社会的发展也一直在推进医疗卫生体制改革政策，政府对人民的健康问题高度重视。中国自 2009 年 1 月正式开始实施的新医疗卫生体制改革，其主要目标是解决由医疗资源的配置和医院本身运营管理所存在的问题而导致的患者"看病贵、看病难"的问题。在每个阶段由中共中央、国务院提出的深化医疗卫生体制改革的实施方案和工作意见中，提高医疗卫生运行效率、服务水平和质量都是其主要原则和目标之一。

医疗质量作为卫生事业改革和发展的重要内容和基础，直接关系到人民群众的健康权益和对医疗服务的切身感受。"提升医疗服务水平和质量作为中国健康发展战略的核心内容之一"，在一定程度上表明了医疗服务效率与质量之间存在的必然联系。因此，为了更全面地衡量医疗卫生服务效率，将质量作为考虑的因素之一。医疗卫生服务有效率就是指医疗卫生机构运用最小的投入提供满足一定质量要求和数量的医疗服务。医疗卫生服务绩效则可以视为是效率和质量的有机组合。而绩效评价则不仅有助于对组织绩效存在问题的揭示，还可以提供效率和质量改进的策略[52]。

DEA 方法在医疗服务领域的应用主要集中在对医疗卫生服务机构或组织的单纯效率评价，在效率测算过程中并未考虑医疗服务质量水平。现有对医疗卫生服务效率和质量之间关系的研究，主要运用一些回归方法对二者的关系进行分析。Laine 等[57]运用随机生产前沿的方法研究了长期为老年人提供护理的机构的生产效率与护理质量之间的关系。研究结果显示，二者之间并不存在系统性关联，但从长远角度看，低质量水平会对生产效率产生影响。Laine 等[58]运用 DEA 方法测算为老年人提供护理服务的组织的生产效率，并运用 Mann – Whitney Test 和相关系数对生产效率与护理质量之间的关系进行了研究，发现其生产效率与非期望质量之间存在显著的相关关系。Gok 和 Sezen[59]首先运用 DEA 方法测算了土耳其的 348 家公立医院的效率，接着将 DEA 测算的效率值作为被解释变量，将其医疗服务质量作为一个解释变量，运用多元线性回归分析了医疗卫生服务质量与效率之间的权衡。研究结果表明，质量和效率之间的权衡取决于医院规模。可见，这些学者的研究将质量作为效率的一个影响因素进行研究，但并没有将质量等同于效率用来综合衡量医疗服务的绩效。

在医疗卫生服务领域，最早运用 Sherman 和 Zhu[62]提出的调整质量 DEA 模型将质量作为效率的一种产出进行综合绩效评价研究的是 Nayar 和 Ozcan[120]，他们从技术效率和质量的角度综合衡量并比较医院的绩效。研究结果表明，高效率的医院同样拥有高质量的服务，因此无法证明质量和效率之间存在必然的矛盾。该研究直接将衡量质量的 3 个指标分别作为 DEA 模型中的产出指标来测算效率。由于 DEA 方法通过投入指标和产出指标确定的生产可能集来构造生产前沿面，因此直接用衡量质量的指标作为产出指标会导致生产可能集发生变化，从而导致生产前沿面发生变化。

同时，运用 DEA 方法测算效率时，各决策单元会选择对自己最有利的一组投入和产出权重，故将衡量质量的指标直接作为产出指标来表示其质量产出会导致各决策单元的质量水平不具有可比性。因此，首先测算各决策单元的相对质量水平，并在效率测算中将质量作为衡量效率的一种产出，对于更准确、系统地测算决策单元的效率就至关重要。本章运用 TOPSIS 方法测算了我国的 31 个省（市、自治区）医疗卫生服务质量的相对指示值（Q），并将该指示值作为运用 DEA 模型测算效率的质量产出指标。TOPSIS 方法也是通过构造理想解和负理想解以测算各决策单元的相对指标值，它的计算原理与 DEA 方法类似，故该方法的运用一方面可以在保证可比性的同时测算各决策单元的相对质量水平，另一方面将质量指示值作为一种产出测算的效率值可以更全面地体现各决策单元的相对效率水平。

为了衡量医疗卫生服务质量与效率的关系，本章对运用 DtSBM 模型测算得出的质量指示值（Q）不作为产出和作为产出时我国的 31 个省（市、自治区）的医疗卫生服务相对效率值（E）与考虑质量时的相对效率值（QE）进行对比分析。并运用 Kruskal Wallis 检验对中国东、中、西部的 Q 值是否存在显著性差异进行检验，用配对样本 T 检验分别对全国的 E 值和 QE 值是否存在显著性差异进行检验。

4.2　医疗服务质量指示值的计算

4.2.1　医疗服务质量的衡量

医疗服务质量是指运用合理的方法获得可以实现的健康状况的能力[121]，也可以说成是一种被认为能改善"消费者"健康状况的方法[122]。从提供医疗服务能力的角度而言，医疗质量又是指保证个人或人类对医疗服务产出的期望与现有医疗服务的专业技术水平之间一致性的程度[123]。对于医疗服务机构而言，医疗服务质量是其提高患者满意度、保持长期竞争优势、获得利润的关键途径之一[124, 125]。Li 和 Bentonb[126] 提出保证高质量医疗服务的必要条件包括：适当的技术、及时的治疗、充足的基于需求的服务供给、保证可接受的医疗实践标准。而医疗服务作为一个社会的基石，它的影响遍及医药、社会、政治、道德、商业和经济各方面[127]。因此，整体而言，医疗服务质量是一个由多方因素共同作用、相互影响的多维复杂体系，它会受到国家宏观层面的相关政策和制度、医疗服务行业所处地区的发展以及直接提供医疗服务的一线机构和人员等的共同作用和影响。很多学者从不同的角度对医疗服务质量的体系进行了研究，其中Giarelli[128]从管理质量、利益相关者的感知质量和专业素质三个主要维度对医疗服务质量进行了研究。管理质量主要衡量组织在提供能满足各利益相关者的服务时，对资源利用的效率和有效性。专业素质指医疗专家对医疗服务的专业认识与处理。利益相关者的感知质量包括民众或患者对医疗服务的可及性、响应度、医患关系、医疗人员的服务态度等的感知。本书以我国的 31 个省（市、自治区）的医疗卫生服务为研究对象，侧重从宏观的角度衡量其医疗服务的质量水平，故将 Giarelli[128] 提出的医疗服务质量体系的三个维度中的利益相关者的感知质量修正为利益相关者的获得质量。利益相关者的获得质量指社会和民众或患者从医疗卫生服务中的获得。用利益相关者的获得质量替代利益相关者的感知质量，一方面有助于从宏观的角度衡量医疗卫生服务作为公共产品为利益相关者提供的质量水平，另一方面也保证了数据的可获得性及其在不同地区之间的可比性。图4.1 描述了管理质量、专业素质和利益相关者的获得质量三者之间的关系。

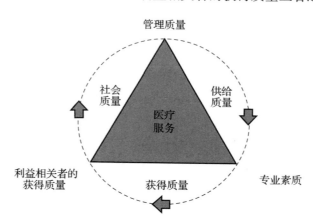

图 4.1　医疗卫生服务质量的多维关系

　　本书将我国的 31 个省（市、自治区）作为研究对象，对其医疗卫生服务质量进行衡量。本书基于宏观视角，分别从产出的角度选取一定的指

标对提出的我国医疗卫生服务质量的三个维度进行衡量，具体指标及说明
如表4.1所示。①管理质量。病床作为医疗服务机构的关键设施之一，它
的管理运营会直接影响到其他资源（人员、大型检查设备、手术室等）的
调配和运营。因此，用病床管理的效率和有效性来衡量管理质量具有较强
的代表性。②专业素质。急诊室病死率和观察室病死率作为衡量医疗服务
机构提供直接医疗服务的有效性的负向指标，它们与衡量医疗卫生服务质
量的正向指标——平均住院日可以分别从门急诊和住院两方面对医疗服务
机构的专业素质水平进行评定。同时，在我国，医院作为关键的医疗服务
机构，它的专业素质就是医疗服务机构专业素质的核心，因此用急诊病死
率、观察室病死率和平均住院日三个指标可以从总体上较全面地对我国医
疗卫生服务的专业素质维度进行有效衡量。③利益相关者的获得质量。民
众和患者作为医疗卫生服务的关键利益相关者，他们对医疗卫生服务质量
的获得就代表了利益相关者的获得质量。本研究的目的是衡量我国各省
（市、自治区）的总体医疗卫生服务质量，因此分别用预期寿命从民众的
角度、用次均门诊费用和人均住院费用从患者的角度来衡量医疗卫生服务
的利益相关者的获得质量。

表 4.1　质量衡量指标

维度	指标	指标说明
管理质量	病床使用率/%	实际占用总床日数/实际开放总床日数 × 100%，评价医院的关键指标
	病床工作日/天	实际占用总床日数/平均开放床位数
专业素质	急诊病死率/%	急诊室死亡人数/急诊人次数×100%
	观察室病死率/%	观察室死亡人数/观察室留观人次数×100%
	平均住院日/天	出院者占用总床日数/出院人数，缩短平均住院日是医疗卫生体制改革的要求，也是当前全国综合医院主攻的目标
利益相关者的获得质量	预期寿命/岁	某年某地区新出生的婴儿预期存活的平均年数
	次均门诊费用/元	医疗门诊收入/总诊疗人次数
	人均住院费用/元	医疗住院收入/出院人数

4.2.2　TOPSIS 方法

TOPSIS 方法，又称双基点法，由 Hwang 和 Yoon 于 1981 年提出[129]，它通过构造多指标问题的理想解和负理想解，并以靠近理想解和远离负理想解两个基准，作为评价有限个可行方案的依据。本书将我国的 31 个省（市、自治区）医疗卫生服务质量的排序问题视为一个多属性决策问题，其备选方案集包括 31 个省（市、自治区）的医疗卫生服务质量水平，记为 $A = \{a_k\}$（$k = 1$，2，$\cdots$，31）；用于衡量方案优劣的指标集（即 8 项质量衡量指标）称为属性向量，记为 $\boldsymbol{\varphi} = (\varphi_1，\varphi_2，\cdots，\varphi_t)^{\mathrm{T}}$。运用 TOPSIS 方法对我国的 31 个省（市、自治区）的医疗卫生服务质量进行排序的计算过程包括[130]：

①将属性向量的属性值规范化。

设多属性决策问题第 k 个方案的属性向量为 $\boldsymbol{\varphi} = (\varphi_{k1}，\varphi_{k2}，\cdots，\varphi_{kt})^{\mathrm{T}}$，规范化后的决策矩阵为 $\boldsymbol{Z} = (z_{kt})_{k \times t}$，则得：

$$z_{kt} = \begin{cases} \dfrac{\varphi_{kt} - \varphi_t^{\min}}{\varphi_t^{\max} - \varphi_t^{\min}}，t \text{ 为效益型属性} \\[3mm] \dfrac{\varphi_t^{\max} - \varphi_{kt}}{\varphi_t^{\max} - \varphi_t^{\min}}，t \text{ 为成本型属性} \end{cases} \tag{4.1}$$

其中，$\varphi_t^{\max}$ 和 $\varphi_t^{\min}$ 分别为 31 个备选方案中属性向量 $\boldsymbol{\varphi}$ 的最大值和最小值；φ_{kt} 为当前省（市、自治区）k 的第 t 项指标的属性值。在衡量我国医疗卫生服务质量的 8 项指标中，病床使用率、病床工作日、预期寿命为效益型属性；其余 5 项指标——急诊病死率、观察室病死率、平均住院日、次均门诊费用和人均住院费用为成本型属性。

②构造加权规范阵 $\boldsymbol{\gamma} = (\gamma_{kt})_{k \times t}$。

设已知各属性值的权重为 $\boldsymbol{w} = (w_1，w_2，\cdots，w_t)^{\mathrm{T}}$，得：

$$\gamma_{kt} = w_t \cdot z_{kt} \tag{4.2}$$

在本书的研究中运用熵权法确定各指标的权重。根据熵的思想[131]，人类在决策过程中获得的信息的数量和质量是决定决策的精度和可靠性的关键因素之一。因此，相比于主观赋权法，熵权法更客观、精度更高，可以更好地解释得到的结果。

③确定理想解向量 $\boldsymbol{\gamma}^*$ 和负理想解向量 $\boldsymbol{\gamma}^0$。

设理想解向量 $\boldsymbol{\gamma}^*$ 的第 t 个属性值为 γ_t^*，负理想解向量 $\boldsymbol{\gamma}^0$ 的第 t 个属

性值为 γ_t^0，则：

$$\gamma_t^* = \begin{cases} \max_k \gamma_{kt}, t \text{ 为效益型属性} \\ \min_k \gamma_{kt}, t \text{ 为成本型属性} \end{cases} \tag{4.3}$$

$$\gamma_t^0 = \begin{cases} \min_k \gamma_{kt}, t \text{ 为效益型属性} \\ \max_k \gamma_{kt}, t \text{ 为成本型属性} \end{cases} \tag{4.4}$$

在 31 个省（市、自治区）范围内，确定衡量我国医疗卫生服务质量的 8 项指标的理想值和负理想值。

④计算方案 a_k 到理想解与负理想解的距离 d_k^* 和 d_k^0。

$$d_k^* = \sqrt{\sum_{t=1}^n (\gamma_{kt} - \gamma_t^*)^2} \tag{4.5}$$

$$d_k^0 = \sqrt{\sum_{t=1}^n (\gamma_{kt} - \gamma_t^0)^2} \tag{4.6}$$

根据 8 项指标的实际取值综合确定 31 个省（市、自治区）的医疗卫生服务质量与理想值和负理想值的差距（距离）。

⑤计算 k 个方案的质量指示值向量 $\boldsymbol{C}_k^* = (c_1^*, c_2^*, \cdots, c_k^*)$。

其中，

$$c_k^* = d_k^0 / (d_k^0 + d_k^*) \tag{4.7}$$

计算 31 个省（市、自治区）医疗卫生服务质量的指示值，代表其相对质量水平。

⑥根据 $\boldsymbol{C}_k^*$，由大到小对我国 31 个省（市、自治区）的医疗卫生服务质量进行排序。

4.2.3　质量指示值 Q

本书将 2008—2016 年作为观察年，我国的 31 个省（市、自治区）的医疗卫生服务质量作为备选方案，表 4.1 中确定的 8 个指标作为衡量备选方案的属性指标，数据来源于由国家卫生和计划生育委员会编著的《中国卫生（和计划生育）统计年鉴 2009—2017》。其中，预期寿命这一指标每 10 年进行一次统计测算，故该指标在 2008 年和 2009 年采用 2000 年的计算数据，在 2010—2016 年采用 2010 年的计算数据。本书运用 TOPSIS 方法计算 31 个省（市、自治区）的医疗卫生服务质量指示值 Q，并根据其 2008—2016 年的均值进行排序，结果如表 4.2 所示。

表 4.2 质量指示值 Q 及相关统计值

区域	决策单元	2008	2009	2010	2011	2012	2013	2014	2015	2016	均值	排序
东部	北京	0.563	0.521	0.626	0.521	0.521	0.628	0.611	0.585	0.532	0.568	2
	天津	0.380	0.445	0.570	0.532	0.474	0.586	0.595	0.579	0.491	0.517	8
	河北	0.347	0.504	0.531	0.644	0.666	0.476	0.399	0.407	0.462	0.493	12
	辽宁	0.347	0.447	0.496	0.583	0.654	0.613	0.659	0.637	0.547	0.554	3
	上海	0.858	0.737	0.737	0.741	0.735	0.770	0.857	0.834	0.821	0.788	1
	江苏	0.592	0.512	0.548	0.412	0.350	0.507	0.588	0.565	0.535	0.512	9
	浙江	0.616	0.539	0.567	0.437	0.393	0.547	0.617	0.610	0.617	0.549	4
	福建	0.622	0.444	0.456	0.357	0.298	0.371	0.366	0.335	0.317	0.396	21
	山东	0.389	0.540	0.519	0.659	0.678	0.492	0.475	0.466	0.449	0.519	7
	广东	0.475	0.384	0.458	0.336	0.279	0.384	0.374	0.371	0.389	0.383	25
	海南	0.249	0.332	0.467	0.346	0.306	0.400	0.367	0.341	0.252	0.340	28
东部均值		0.495	0.491	0.543	0.506	0.487	0.525	0.537	0.521	0.492	0.511	—
中部	山西	0.232	0.388	0.424	0.578	0.672	0.522	0.506	0.474	0.364	0.462	15
	吉林	0.205	0.274	0.345	0.379	0.475	0.416	0.384	0.408	0.317	0.356	27
	黑龙江	0.225	0.385	0.425	0.502	0.547	0.528	0.556	0.551	0.522	0.471	14
	安徽	0.460	0.424	0.460	0.402	0.383	0.386	0.423	0.411	0.404	0.417	20
	江西	0.366	0.365	0.412	0.371	0.302	0.422	0.502	0.498	0.525	0.418	19
	河南	0.434	0.529	0.457	0.479	0.443	0.472	0.555	0.533	0.570	0.497	11

续表

区域	决策单元	2008	2009	2010	2011	2012	2013	2014	2015	2016	均值	排序
中部	湖北	0.526	0.508	0.519	0.461	0.407	0.526	0.603	0.606	0.640	0.533	6
	湖南	0.510	0.457	0.481	0.399	0.325	0.456	0.470	0.463	0.484	0.450	17
中部均值		0.370	0.416	0.440	0.446	0.444	0.466	0.500	0.493	0.478	0.450	—
西部	内蒙古	0.226	0.423	0.406	0.581	0.556	0.373	0.329	0.355	0.286	0.393	22
	广西	0.404	0.385	0.446	0.384	0.318	0.470	0.512	0.465	0.462	0.427	18
	重庆	0.440	0.435	0.503	0.455	0.437	0.470	0.479	0.478	0.427	0.458	16
	四川	0.529	0.517	0.520	0.482	0.421	0.528	0.582	0.597	0.631	0.534	5
	贵州	0.326	0.369	0.363	0.299	0.258	0.256	0.223	0.229	0.159	0.276	30
	云南	0.372	0.374	0.354	0.292	0.235	0.273	0.305	0.292	0.297	0.310	29
	西藏	0.264	0.120	0.066	0.098	0.182	0.252	0.247	0.107	0.127	0.163	31
	陕西	0.270	0.365	0.401	0.399	0.436	0.439	0.447	0.417	0.357	0.392	23
	甘肃	0.199	0.356	0.328	0.428	0.456	0.384	0.344	0.402	0.342	0.360	26
	青海	0.180	0.432	0.362	0.517	0.633	0.495	0.351	0.308	0.246	0.391	24
	宁夏	0.442	0.510	0.514	0.542	0.606	0.496	0.485	0.543	0.422	0.507	10
	新疆	0.416	0.585	0.485	0.622	0.653	0.394	0.353	0.415	0.439	0.485	13
西部均值		0.339	0.406	0.396	0.425	0.433	0.403	0.388	0.384	0.350	0.391	—
全国均值		0.402	0.439	0.460	0.459	0.455	0.462	0.470	0.461	0.433	0.449	—

4.2.4 结果分析

（1）整体分析

从表4.2可得，我国的31个省（市、自治区）中质量指示值均值最大的为上海0.788，最小为西藏0.163。31个省（市、自治区）中质量指示值大于0.5的有10个，占比约为32%。其中东部的11个省（市、自治区）中有7个大于0.5，包括北京（0.568）、天津（0.517）、辽宁（0.554）、上海（0.788）、江苏（0.512）、浙江（0.549）和山东（0.519）；中部的8个省（市、自治区）中仅有湖北省的质量指示值大于0.5，为0.533；西部的12个省（市、自治区）中有2个大于0.5，分别为四川（0.534）和宁夏（0.507）。按区域划分，质量指示值的均值最大的为东部0.511，次之为中部0.450，最小为西部0.391。运用 Kruskal - Walliis 模型对不同区域的质量水平进行检验（如表4.3所示）得 $p=0.039<0.05$，即表明不同区域的质量指示值在 5% 的置信水平时为统计显著，表明东、中、西部的医疗卫生服务质量水平存在显著性差异。

表4.3 检验统计量[①,②]

	Q
卡方	6.500
df	2
渐进显著性	.039

注：①Kruskal Wallis 检验；
②分组变量：区域。

（2）质量指示值时期变化趋势分析

从新医疗卫生体制改革实施前后各质量指示值的时期变化趋势分析，可得2008—2016年我国的医疗卫生服务质量指示值总体上呈增加趋势，这主要得益于中部地区较大幅度的增加。按区域分，东部地区从2008年的0.495小幅下降至2016年的0.492，下降了0.61%；中部地区从2008年的0.370增加到了2016年的0.478，提高了29.19%；西部地区从2008年的

0.339 增加到了 2016 年的 0.350，提高了 3.24%；全国从 2008 年的 0.402 增加到了 2016 年的 0.433，提高了 7.71%。图 4.2 为运用 Matlab 软件根据表 4.2 中东、中、西部和全国的质量指示值均值所绘制的我国医疗卫生服务质量指示值在 2008—2016 年的时期变化趋势。

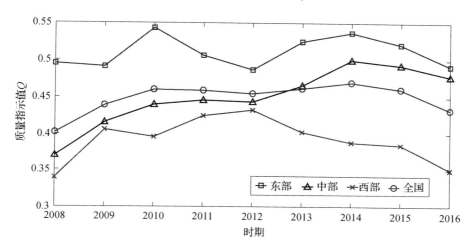

图 4.2　2008—2016 年东、中、西部和全国质量指示值

图 4.2 表明，在 2008—2016 年，我国东、中、西部的医疗卫生服务质量指示值总体上虽呈增长趋势，但是东部和西部地区在这个过程中存在明显的波动，相较而言，中部地区则一直处于相对平稳的增长态势。由图中曲线可得，在新医疗卫生体制改革实施的 8 年时间内，东部地区和西部地区的变化趋势几乎完全不一致，当东部地区的质量指示值增加时，西部地区则呈下降；而当东部地区呈下降时，西部地区则表现为增加。中部地区的质量指示值在新医疗卫生体制改革实施期间得到了明显的增加，在 2013 年从低于全国均值的水平增加到了远高于全国平均水平。因此，总体而言新医疗卫生体制改革对提升我国医疗卫生服务质量具有积极作用，对于中部地区而言作用尤为显著。但是，由图 4.2 可得，从 2015 年开始东、中、西部同时出现了下降的情况，这也表明随着新医疗卫生体制改革的实施，医疗卫生服务质量同医疗卫生服务效率一样，同样要求更深入的改革以巩固与深化现有改革效果，进一步提升我国医疗卫生服务的质量水平。

4.3 考虑质量的31个省（市、自治区）医疗卫生服务效率动态评价

4.3.1 考虑质量时的相对效率值 QE

为了更系统、全面地测算新医疗卫生体制改革实施以来，考虑质量的31个省（市、自治区）医疗卫生服务的相对效率及其变化趋势，在第3章构建的我国医疗卫生服务效率测算模型——DtSBM 模型的基础上，将 4.2 部分计算的 31 个省（市、自治区）2008—2016 年的医疗卫生服务的质量指示值作为产出指标之一，再次测算 31 个省（市、自治区）考虑质量的时期效率值和整体效率值。表 4.4 为计算得出的我国的 31 个省（市、自治区）考虑质量时的时期效率值、整体效率值及相关统计值。

4.3.2 整体分析

由表 4.4 可得，从新医疗卫生体制改革实施前的 2008 年到新医疗卫生体制改革实施 8 年后的 2016 年，31 个省（市、自治区）考虑质量的医疗卫生服务效率的均值从 0.675 提高到了 0.766，有效决策单元个数从 12 个增加到了 15 个；效率值低于 0.6 的无效决策单元的个数从 15 个减少到了 10 个，标准差从 0.284 降到了 0.263；31 个省（市、自治区）中仍为有效或效率值增加的有 22 个，占比为 70.97%。因此，整体而言，自 2009 年开始实施的新医疗卫生体制改革对提高我国考虑质量的医疗卫生服务效率也有显著效果，而且其促进作用比不考虑质量时更显著（与 3.4.1 部分的结果对比分析可得）。从区域角度可得，东部整体效率均值最高，为 0.902；其次是西部地区的 0.829；最低的是中部地区，为 0.670；全国的整体效率均值为 0.814。其中，2008—2016 年始终为 DEA 有效（即整体效率均值等于 1）的 6 个省中，有 4 个属于东部，其余 2 个属于西部。从排序列可得，相对效率最低的 6 个省（市）分别为湖南（第 26 位）、陕西（第 27 位）、吉林（第 28 位）、辽宁（第 29 位）、山西（第 30 位）、黑龙江（第 31 位），不考虑质量时位于第 27 位的内蒙古在考虑质量时位于第 25 位，其余 5 个省（市）的排序结果与不考虑质量时的结果基本一致。

表 4.4　效率值 QE 及相关统计量

区域	决策单元	2008	2009	2010	2011	2012	2013	2014	2015	2016	整体效率	排序
	北京	1	1	1	1	1	1	1	1	1	1	1
	天津	0.716	1	1	1	1	1	1	1	1	0.968	8
	河北	0.315	0.774	0.430	1	1	1	1	1	1	0.835	19
	辽宁	0.242	0.415	0.422	0.345	0.572	0.611	0.626	0.481	0.452	0.463	29
	上海	1	1	1	1	1	1	1	1	1	1	1
东部	江苏	1	1	1	1	1	1	1	1	0.705	0.901	13
	浙江	1	1	1	1	1	1	1	1	1	1	1
	福建	1	1	1	1	1	1	1	1	0.784	0.952	9
	山东	0.321	1	0.545	1	1	1	1	0.742	0.768	0.820	20
	广东	1	1	1	1	1	1	1	1	1	1	1
	海南	1	1	0.888	1	1	1	1	1	1	0.988	7
东部效率均值		0.781	0.916	0.827	0.915	0.961	0.965	0.966	0.909	0.883	0.902	—
中部	山西	0.346	0.497	0.335	0.241	1	0.612	0.152	0.475	0.451	0.457	30
	吉林	0.332	0.492	0.429	0.419	0.734	0.570	0.715	0.477	0.476	0.516	28
	黑龙江	0.416	0.482	0.244	0.364	0.487	0.366	0.511	0.443	0.234	0.394	31

续表

区域	决策单元	2008	2009	2010	2011	2012	2013	2014	2015	2016	整体效率	排序
中部	安徽	0.551	0.879	0.660	0.858	1	1	1	1	1	0.883	15
	江西	0.431	0.780	0.443	0.798	0.740	0.831	0.804	0.824	1	0.739	23
	河南	0.525	1	0.536	1	1	1	1	1	1	0.896	14
	湖北	1	0.754	0.543	0.736	1	1	1	0.862	1	0.877	16
	湖南	0.427	0.585	0.524	0.640	0.935	0.606	0.717	0.469	0.462	0.596	26
中部效率均值		0.503	0.684	0.464	0.632	0.862	0.748	0.737	0.694	0.703	0.670	—
西部	内蒙古	0.403	0.609	0.721	0.842	0.979	0.710	0.528	0.339	0.261	0.599	25
	广西	1	1	1	1	1	1	1	1	0.738	0.908	12
	重庆	0.725	0.828	0.708	0.728	0.809	0.960	1	1	0.536	0.810	21
	四川	0.475	1	1	1	1	1	1	1	1	0.942	11
	贵州	0.602	0.825	1	1	0.708	0.705	0.508	0.554	0.369	0.697	24
	云南	0.691	1	0.747	1	1	0.809	0.772	1	0.776	0.866	17
	西藏	1	1	1	1	1	1	1	1	1	1	1
	陕西	0.461	0.582	0.345	0.571	0.598	0.622	0.822	0.714	0.577	0.588	27

续表

区域	决策单元	2008	2009	2010	2011	2012	2013	2014	2015	2016	整体效率	排序
西部	甘肃	0.405	1	0.477	1	1	0.679	1	1	1	0.840	18
	青海	1	1	1	1	1	1	1	1	0.655	0.948	10
	宁夏	1	1	1	1	1	1	1	1	1	1	1
	新疆	0.531	1	1	1	1	0.647	0.520	0.507	0.490	0.744	22
西部效率均值		0.691	0.904	0.811	0.923	0.925	0.844	0.846	0.812	0.700	0.829	—
全国效率均值		0.675	0.851	0.727	0.845	0.921	0.862	0.860	0.816	0.766	0.814	—
各决策单元时期效率标准差		0.284	0.199	0.260	0.233	0.151	0.188	0.222	0.228	0.263	0.186	—
有效决策单元数		12	18	14	20	22	18	20	19	15	—	—
效率值低于 0.6 的决策单元数		15	6	12	5	3	2	5	8	10	—	—

4.3.3　时期效率变化趋势分析

从东、中、西部和全国效率均值行可得，2008—2016 年，各区域和全国的时期效率值整体上均呈增长趋势。东部地区从 2008 年的 0.781 增加到了 2016 年的 0.883，提高了 13.06%；中部地区从 2008 年的 0.503 增加到了 2016 年的 0.703，提高了 39.76%；西部地区从 2008 年的 0.691 增加到了 2016 年的 0.700，提高了 1.3%；全国的整体效率均值从 2008 年的 0.675 增加到了 2016 年的 0.766，提高了 13.48%，图 4.3 为运用 Matlab 软件根据表 4.4 中东部、中部、西部和全国的时期效率均值所绘制的时期效率曲线图。

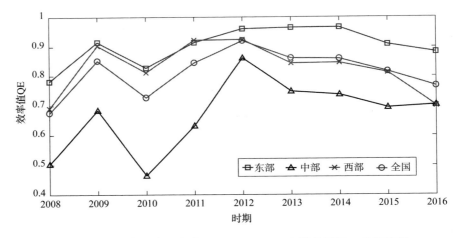

图 4.3　31 个省（市、自治区）2008—2016 年整体质量、效率趋势

从图 4.3 及上述的增长比例数据可直观地看出，2008—2016 年，我国东、中、西部和全国的效率值总体上均有大幅度的提高。在新医疗卫生体制改革实施的 8 年时间内虽呈现一定的波动性，但并不影响其整体的增长趋势。具体分析各曲线的变化趋势表明：东部地区相对而言处于稳步增长；中部地区则呈现较大幅度的波动，其相对效率在 2008—2016 年间始终为最小，明显低于全国平均值；西部在 2008—2010 年低于东部高于全国平均值，在 2011 年略超东部，成为相对效率最高的区域，从 2012 年开始又出现下降，到 2013 年以后甚至低于全国平均值。我国东、中、西部的医疗卫生服务考虑质量的效率同不考虑质量的效率及质量指示值的变化趋势一致，在 2010 年和 2015 年同时出现了下降，在 2016 年东部和西部地区仍然保持下降的趋势，中部地区则出现上升。因此，总体而言，新医疗卫生体制改革对提高我国考虑质量的医疗卫生服务效率仍具有显著的推动作用，但是其在不同区域的作用大小并不完全一致。

4.4　质量与效率的关系

由前文分别测算的考虑质量和不考虑质量时我国医疗卫生服务整体效率值结果（如表 3.1 和表 4.4 所示）及分析可得，31 个省（市、自治区）中只有 8 个考虑质量的效率值（QE）小于不考虑质量的效率值（E），其余 23 个省的 QE 值均大于等于 E 值。运用配对样本 T 检验对我国 31 个省（市、自治区）的 E 值和 QE 值的差异显著性进行检验，结果如表 4.5 所示。表 4.5 中的 t 值（$t = -2.038$）和 p 值（$p = 0.050$）表明：E 值和 QE 值在 5% 的置信水平下存在显著性差异。

表 4.5　配对样本检验统计

	均值	标准差	平均误差	df	t	p
E 值 - QE 值	-0.013 84	0.037 81	0.006 79	30	-2.038	0.050

4.4.1　质量对效率的影响

为了更好地分析质量对效率的影响，将我国的 31 个省（市、自治区）医疗卫生服务在 2008—2016 年的质量指示值（Q）均值及考虑质量和不考虑质量的整体效率（QE 和 E）均值进行汇总比较，如表 4.6 所示。图 4.4 为根据表 4.6 的 Q 值、E 值和 QE 值所绘制的效率、质量曲线。

由前文分析可得，在 31 个省（市、自治区）中有 23 个的 QE 值不小于 E 值，同时由表 4.6 中的区域均值行可得，东、中、西部和全国的 QE 均值均大于 E 的均值。图 4.4 直观地表明：相对质量指示值（Q）较大的省（市、自治区），其相对效率值（E）也较高。具体分析 31 个省（市、自治区）医疗卫生服务质量对效率的影响，可以分为以下三种情况：

表 4.6 31 个省(市、自治区)2008—2016 年整体质量、效率值

区域	决策单元	质量指示值		不考虑质量的效率		考虑质量的效率		QE 值与 E 值
		Q	排序	整体效率值 E	排序	整体效率值 QE	排序	变化百分比
东部	北京	0.570	2	0.991	6	1	1	0.91
	天津	0.517	8	0.961	9	0.968	8	0.73
	河北	0.49	12	0.806	18	0.835	19	3.60
	辽宁	0.554	3	0.434	29	0.463	29	6.68
	上海	0.790	1	1	1	1	1	0
	江苏	0.512	9	0.881	14	0.901	13	2.27
	浙江	0.549	4	1	1	1	1	0
	福建	0.400	21	0.974	7	0.952	9	−2.26
	山东	0.519	7	0.765	20	0.820	20	7.19
	广东	0.380	25	1	1	1	1	0
	海南	0.340	28	0.966	8	0.988	7	2.28
	东部均值	0.511	—	0.890	—	0.902	—	1.35
中部	山西	0.462	15	0.410	31	0.457	30	11.46
	吉林	0.356	27	0.541	28	0.516	28	−4.62
	黑龙江	0.470	14	0.423	30	0.394	31	−6.86
	安徽	0.417	20	0.839	17	0.883	15	5.24
	江西	0.418	19	0.718	23	0.739	23	2.92

续表

区域	决策单元	质量指示值		不考虑质量的效率		考虑质量的效率		QE值与E值变化百分比
		Q	排序	整体效率值 E	排序	整体效率值 QE	排序	
中部	河南	0.500	11	0.897	13	0.896	14	-0.11
	湖北	0.533	6	0.797	19	0.877	16	10.04
	湖南	0.450	17	0.625	25	0.596	26	-4.64
中部均值		0.450	—	0.662	—	0.670	—	1.21
西部	内蒙古	0.393	22	0.561	26	0.599	25	6.77
	广西	0.430	18	0.907	12	0.908	12	0.11
	重庆	0.458	16	0.758	22	0.810	21	6.86
	四川	0.534	5	0.937	10	0.942	11	0.53
	贵州	0.280	30	0.760	21	0.697	24	-8.29
	云南	0.310	29	0.925	11	0.866	17	-6.38
	西藏	0.160	31	1	1	1	1	0
	陕西	0.392	23	0.568	27	0.588	27	3.52
	甘肃	0.360	26	0.846	15	0.840	18	-0.71
	青海	0.391	24	0.843	16	0.948	10	12.46
	宁夏	0.507	10	1	1	1	1	0
	新疆	0.480	13	0.665	24	0.744	22	11.88
西部均值		0.391	—	0.814	—	0.829	—	1.84
全国均值		0.449	—	0.800	—	0.814	—	1.75

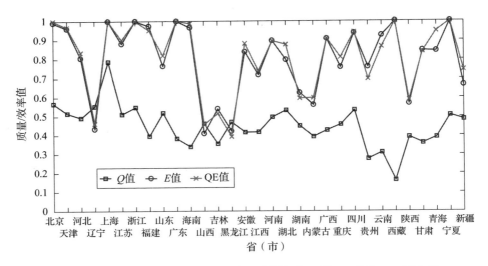

图 4.4 31 个省（市、自治区）医疗卫生服务的 Q 值、E 值和 QE 值曲线

①QE 值大于 E 值的省（市、自治区）。我国医疗卫生服务考虑质量的相对效率值（QE）大于不考虑质量的相对效率值（E）的省（市）有 18 个，占到 58.06%，其中北京从 DEA 无效实现了 DEA 有效。这 18 个地区的 QE 值排序除河北和四川下降 1 位外，其余 16 个的排序均上升或保持不变。它们的质量指示值（Q）的变化范围较大，包括了位于第 2 位的北京（0.570）和位于倒数第 4 位的海南（0.340），但总体而言，其质量指示值的排序较高，其中有 11 个位于前 16 位。

②QE 值等于 E 值的省（市、自治区）。31 个省（市、自治区）中 QE值等于 E 值的有 5 个，均为相对效率值等于 1 的 DEA 有效省（市、自治区）。不考虑质量时相对有效的 5 个省（市、自治区）在考虑质量时仍为相对有效，它们的质量指示值的排序并无明显的高低之分，分别为 1、4、25、31 和 10。可见，对于原本即为 DEA 有效的省（市、自治区），其相对质量的高低并不能影响其相对效率的有效性。

③QE 值小于 E 值的省（市、自治区）。31 省（市、自治区）中有 8个的 QE 值小于 E 值。从表 4.6 的排序可得，除吉林省的排序仍为第 28位外，其余 7 省（市、自治区）考虑质量的相对效率值排序均下降。从不考虑质量的效率和质量指示值的排序列可得，这 8 个省（市、自治

区）的相对效率排序和质量指示值排序都较低，其中质量指示值的排序分别为 21、27、14、11、17、30、29 和 26。故当医疗卫生服务的相对效率不具有优势时，低质量水平会对相对效率值产生明显的负向作用。总体而言，实施新医疗卫生体制改革以来我国医疗卫生服务质量水平的提升高于效率水平的提升，我国的医疗卫生服务质量对效率具有正向的积极影响作用。

4.4.2　质量与效率的关系分析

从质量对效率的影响分析可得，我国医疗卫生服务的高质量水平对效率的提升具有积极作用，低质量则会导致效率的相对优势的下降。具体从不同层面系统地分析将质量作为效率测算的一种产出时其与效率的关系。表 4.7 为 2008—2016 年我国东、中、西部和全国的医疗卫生服务质量指示值 Q、相对效率值 E 及考虑质量时的相对效率值 QE 的汇总表，图 4.5 ~ 图 4.8 为对应的 Q、E 及 QE 的时期变化曲线。

图 4.5 为 2008—2016 年全国的 Q、E、QE 均值的变化曲线。结合表 4.6 中的数值可得：在 2008—2016 年，我国医疗卫生服务的相对质量 Q 呈缓慢平稳的增长趋势，不考虑质量的相对效率 E 和考虑质量的效率 QE 呈波动型增长。Q、E 和 QE 的值在新医疗卫生体制改革实施后的 2009—2016 年均明显大于医疗卫生体制改革实施前的 2008 年，因此，新医疗卫生体制改革对提升我国医疗卫生服务的质量和效率均具有明显作用。具体分析不考虑质量的 E 值和考虑质量的 QE 值，可得：除 2013 年和 2014 年外，QE 值均大于 E 值，因此将质量作为一种产出以测算我国医疗卫生服务的效率时，对效率值的改进具有促进作用，同时表明自新医疗卫生体制改革实施以来我国医疗卫生服务质量的改进水平高于其效率水平的改进。

图 4.6 为 2008—2016 年东部地区的 Q、E、QE 均值的变化曲线。结合表 4.6 中的数值可得：在 2008—2016 年，我国东部地区的医疗卫生服务相对质量 Q 呈震荡型缓慢增长趋势；除 2016 年外，其他时期 QE 值均大于 E 值，表明在东部地区我国医疗卫生服务考虑质量的相对效率值均大于不考虑质量的效率值；同时由前文分析可得，东部地区的质量指示值、相对效率均值在所有区域中始终为最大。因此，可以说当质量和效率均具有

表 4.7　31 个省(市、自治区)2008—2016 年质量和效率均值汇总

时期	东部			中部			西部			全国		
	Q	E	QE	Q	E	QE	Q	E	QE	Q	E	QE
2008	0.495	0.752	0.781	0.370	0.438	0.503	0.339	0.657	0.691	0.402	0.634	0.675
2009	0.491	0.906	0.916	0.416	0.642	0.684	0.406	0.814	0.904	0.439	0.802	0.851
2010	0.543	0.823	0.827	0.440	0.476	0.464	0.396	0.805	0.811	0.460	0.727	0.727
2011	0.506	0.874	0.915	0.446	0.607	0.632	0.425	0.899	0.923	0.459	0.815	0.845
2012	0.487	0.946	0.961	0.444	0.808	0.862	0.433	0.910	0.925	0.455	0.897	0.921
2013	0.525	0.963	0.965	0.466	0.743	0.748	0.403	0.859	0.844	0.462	0.866	0.862
2014	0.537	0.943	0.966	0.500	0.837	0.737	0.388	0.899	0.846	0.470	0.899	0.860
2015	0.521	0.901	0.909	0.493	0.693	0.694	0.384	0.782	0.812	0.461	0.802	0.816
2016	0.492	0.890	0.883	0.478	0.662	0.703	0.350	0.474	0.700	0.433	0.702	0.766

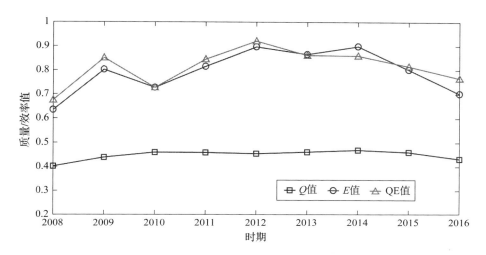

图 4.5　全国 *Q*、*E*、QE 时期变化曲线

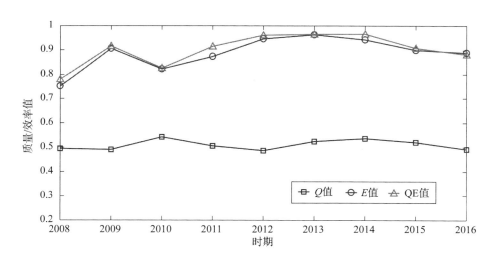

图 4.6　东部 *Q*、*E*、QE 时期变化曲线

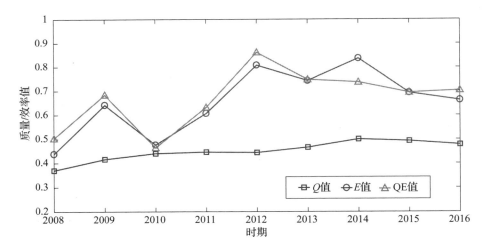

图 4.7　中部 *Q*、*E*、QE 时期变化曲线

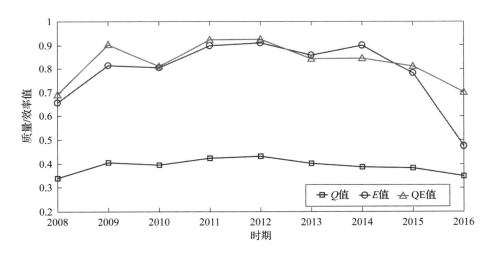

图 4.8　西部 *Q*、*E*、QE 时期变化曲线

明显优势时，高质量水平对效率的改进具有绝对的促进作用。从图中对应曲线可得，QE 值和 *E* 值具有基本一致的变化趋势，而它们的变化趋势与 *Q* 的变化趋势在 2008—2013 年则呈完全相反的趋势，在 2014—2016 年渐趋于一致。这也进一步证实了我国医疗卫生服务的质量指示值对其效率具有影响作用，而其作用的体现同时与新医疗卫生体制改革的实施有关系。

在新医疗卫生体制改革实施的初期，质量对效率的作用具有一定的滞后性，这也与传统认为质量和效率之间存在一定的权衡有关系，即在上年度质量水平提升时本年度则可能更注重效率的改进。相反，当上年度质量下降时本年度则更可能对其给予更多的关注。但随着新医疗卫生体制改革的实施，当质量和效率均得到一定的改进积累时，则二者之间的互相促进作用也就逐步趋于同步，形成真正的正向影响关系。

图 4.7 为 2008—2016 年中部地区的 Q、E、QE 均值的变化曲线。结合表 4.6 中的数值可得：在 2008—2016 年，我国中部地区的医疗卫生服务相对质量 Q 在轻微波动中呈上升趋势，相对效率值 E 和考虑质量时的相对效率值 QE 在波动中呈较大幅度的上升。同时与图 4.5、图 4.6 及表 4.6 中的相关数据对比可得，中部地区的 Q、E 和 QE 的增长均是最显著的。因此，新医疗卫生体制改革对我国医疗卫生服务质量和效率的提升作用在中部地区体现得最为显著。由 Q、E 和 QE 的变化趋势可得，QE 与 Q 的变化趋势在同一时期呈现反向关系，但与前一期的 Q 值则表现为正向关系，发生这一现象的原因与东部地区相似。对比东部地区和西部地区，中部地区 Q 的小幅变化则可能导致 QE 较大幅度的变化，且在后期它们之间的反向关系仍存在，还未达到变化的一致。这不同于东部地区的情况，表明在中部地区质量与效率之间的关系仍在进一步的调试过程中，新医疗卫生体制改革的作用仍在不断深化。在三个区域中，中部地区的相对效率最低、质量指示值位于具有一定优势的第 2 位，表明当相对效率不具有优势时，较高的质量水平对相对效率的促进作用更为显著。

图 4.8 为 2008—2016 年西部地区的 Q、E、QE 均值的变化曲线。结合表 4.6 中的数值可得：在 2008—2016 年，我国西部地区的医疗卫生服务相对质量 Q、相对效率值 E 及考虑质量时的相对效率值 QE 的增长较为缓慢。从 Q、E 和 QE 的变化趋势可得，E 与 QE 的变化趋势在 2008—2013 年方向一致，在 2014—2016 年则呈相反方向。西部地区在三个区域中质量指示值是最小的，效率则位于东部和中部之间，且远高于中部地区，具有明显的相对优势。这表明当质量不具有优势时，它则可能是决定相对效率高低的那块"短板"，它较小的提升会导致效率较大幅度的提升，但是当其提升到一定程度时，其对总体的促进作用也会慢慢减小，直至出现东部的情况。即从 2014 年开始，西部地区的质量和相对效率之间的关系开始出现动

态调整，直至二者最终实现平衡。因此，对于西部而言，当相对效率具有一定优势时，不具备优势的质量对效率的影响更为显著，这就会促使管理者去关注质量的提高，当质量达到一定水平时，则出现对效率和质量二者之间关系的不断权衡，最终实现二者的平衡。

综上所述，将质量作为一种产出以测算我国医疗卫生服务的效率时，其对相对效率值的改进具有明显的促进作用，而它们之间的具体关系则与质量和效率的相对优势相关。①当质量和相对效率均存在绝对优势（即东部地区）时，质量与效率的变化趋势先呈现相反关系，随着二者的增加逐渐趋于一致，达到平衡最终实现正向的促进关系。②当质量具有一定优势，相对效率很低（即中部地区）时，质量对相对效率具有显著的促进作用，在一定程度上还可以提升效率的相对优势。③当相对效率并不存在绝对优势，质量水平也不具有任何优势（即西部地区）时，低质量水平会不断拉低相对效率的优势，形成与东部地区完全相反的关系，直至质量增加到一定水平时，才会进一步进入二者的动态调整阶段，最终形成二者的均衡。总体而言，在新医疗卫生体制改革不断提高医疗卫生服务的质量与效率的情况下，质量与相对效率之间的关系为正向促进关系。同时，三个结论也证明了高质量水平的医疗卫生服务并不会导致其相对效率的降低，相反高质量会促使其相对效率的提升，低质量则会导致相对效率的下降。

4.5 本章小结

本章将质量作为运用 DtSBM 模型测算我国医疗卫生服务的相对效率时的产出指标之一，在第 3 章效率测算的基础上再次测算了我国的 31 个省（市、自治区）医疗卫生服务考虑质量的效率 QE。为了保证质量在 DMUs 之间的可比性及效率测算的有效性，本章首先用 TOPSIS 方法测算了 31 个省（市、自治区）医疗卫生服务的质量指示值 Q，其次将得到的指示值 Q 作为衡量其质量水平的相对指示值，并将其作为 DtSBM 模型测算效率时的一种产出。研究结果表明：总体而言我国的 31 个省（市、自治区）在 2008—2016 年的质量指示值（Q）和考虑质量的相对效率值（QE）呈增长趋势，且考虑质量的 QE 值大于不考虑质量的 E 值。一方面证明了我国的新医疗卫生体制改革对医疗卫生服务质量的提升具有显著的促进作用，另一方面也表明我国医疗卫生服务质量的提升水平高于效率的提升。从全国和东、中、西部的角度对医疗卫生服务质量和效率之间关系的具体分析表明：从宏观角度而言，质量对效率存在正向促进关系。具体关系的体现则与决策单元的质量和效率的相对优势相关。①当质量和相对效率存在绝对优势时，质量和效率之间直接进入动态的调整关系，直至二者实现均衡达到正向的相互促进，如东部地区。②当相对效率并不存在绝对优势，而质量水平很低时，则质量与效率直接表现为正相关关系，直至质量达到一定的水平，二者进而进入动态调整的阶段，最终实现均衡，如西部地区。③当相对效率很低，而质量水平具有一定优势时，质量对效率则具有更加显著的促进作用，如中部地区。因此，从长远的角度而言，质量和效率之间存在正向的促进关系。

　　质量和效率作为绩效的两个组成部分，二者之间必然存在着一定的关系。医疗卫生服务质量作为医疗卫生服务发展的根本，它也是医疗卫生服务的产出指标之一。但在现有的整合质量的 DEA 效率评价模型中，直接将衡量质量的指标作为产出完全替代 DMUs 的产出来测算其效率。这种做法一方面会导致生产可能集的变化，另一方面由于 DEA 方法评价效率时 DMUs 会选择最有利的权重这一特点，也会导致质量指标之间不具有可比性。因此，本章提出了一种将质量指示值作为附加产出的相对效率评价方法，运用 TOPSIS 方法测算 DMUs 的相对质量指示值，并将其作为效率评价的一种产出用以测算考虑质量的相对效率。

第 5 章　我国医疗卫生服务效率的净效应与组合效应解释模型

本章从外部环境变量对效率的影响作用角度分析环境变量的净效应和组合效应，提出了我国医疗卫生服务效率实现高效的组合路径。本章将第 3 章和第 4 章测算出的我国的 31 个省（市、自治区）2015 年不考虑质量和考虑质量的效率值作为被解释变量，分别运用 Tobit 回归和 fsQCA 方法分析所选择的环境变量对我国医疗卫生服务效率的净效应和组合效应，从而更加全面、系统地分析环境变量对效率的影响作用。

5.1　引言

医疗卫生服务作为保障人类社会发展的基础与前提，它的发展同样会受到大量外部环境因素的影响，用于测算效率的投入指标更会直接受到外部环境因素的影响。通过影响因素的分析不仅有助于更深入地分析变量对效率的影响作用，还可以更深入地挖掘影响测算效率的投入产出指标的因素。提高医疗卫生服务的效率除了通过优化决策单元自身的投入、产出指标的取值外，分析外部环境因素对其的影响作用也至关重要。而环境变量对效率的影响作用除变量自身会产生净效应外，变量之间的组合还会产生共同作用。对影响因素同时进行净效应和组合效应的分析，有助于更加全面、系统地分析所研究的环境变量对效率的影响作用。

对影响因素净效应的分析主要采用回归分析方法。回归分析方法中的普通最小二乘法（OLS）对取值范围为（0, 1] 的 DEA 效率值的回归系数会因为被解释变量取值的截断而导致估计有偏[132]。而 Tobit 回归模型则是一种基于最大似然估计方法的被解释变量的取值范围受到限制的回归模型，可更好地用于分析环境变量对运用 DEA 模型所测算的相对效率值的净效应[133]。将 DEA 方法与 Tobit 回归相结合的 "两阶段法"（Two – Stage Method）最早由 Coelli 等[134]在其关于 DEA 的著作中提出。该方法自 1998 年提出以来，在实际研究与应用中得到了不断的发展，被广泛应用于各行各业、各个领域的生产组织或系统的效率评价与影响因素分析中，包括资金、环境、选址、研发、金融、医疗等领域，但远不限于此。

　　Tsolas 和 Charles[135]首先运用 DEA 模型测算了 16 支绿色交易所交易资金的绩效，接着综合运用普通最小二乘法、Tobit 回归及自举截断回归（Bootstrapped – Truncated Regression）实现对交易所交易资金效率的等级评定。Niu 等[136]运用改进的 DEA 方法对我国风力发电厂微型选址的效率进行分析，并进一步通过 Tobit 回归对影响风力发电厂两个子过程效率的环境变量进行分析。Wang 和 Zhao[137]首先运用非径向 DEA 模型测算了区域有色金属工业的能源—环境绩效，其次通过 Tobit 回归和截断回归模型对影响环境效益的影响因素进行了分析。陈凯华和汪寿阳[138]在 Fried 等[139]提出的 DEA – Tobit – DEA 三阶段效率组合测度模型的基础上，引入幅度调整测度（RAM）模型，构建了 RAM – Tobit – RAM 三阶段模型，并运用该模型对我国内地除西藏外的 30 个省（市、自治区）的研发效率及环境变量的影响进行分析。朱南等[140]在运用 DEA 及超效率 DEA 模型对我国国有商业银行的效率测算的基础上，运用 Tobit 回归对影响效率的环境因素进行分析。韩华为和苗艳青[141]以我国的 31 个省（市、自治区）为决策单元，运用 DEA – Tobit 两阶段分析模型对我国地方政府的卫生支出效率及影响因素进行了分析。Dimas 等[142]运用 Malmquist 指数和 DEA 方法对希腊 22 家公立医院 2013 年的生产效率进行测算与分解，进一步运用 Tobit 回归分析了环境变量对医院生产效率的影响作用。Campanella 等[143]通过 DEA 方法测算了意大利 50 所公立专科医院的相对效率、无效结构、参考单元及效率改进目标，并运用 Tobit 方法分析了影响效率的外部环境因素，旨在保证医疗卫生服务质量。

　　QCA 是一种综合了 "定性" 和 "定量" 两种分析方法优点的以案例为导向的研究方法和技术[72, 100]，它在不断放宽定量分析中回归方法的假设条件的基础上，找到特定情境和组态下导致结果发生的 "原因组合"[144]。经过 30 年的发展，QCA 在政治、社会、经济等社会科学研究中得到了广泛的应用。Stiller[145]选择德国、奥地利、荷兰和法国这四个欧洲国家的 16 个改革案例，运用 fsQCA 研究了特定情境下关键政治因素及与之相关的策略对结构性改革的组合作用。Ortiz 和 Medina[146]以欧盟 27 国为例，运用 QCA 方法研究了不同条件变量对同性恋父母收养权利承认的组合路径。Mozas – Moral 等[147]运用清晰集定性比较分析（csQCA）方法研究了可以使西班牙有机橄榄油行业顺利开展出口业务的管理者需具备的素质与能力的条件组合路径。Vanelslander 等[148]采用 fsQCA 方法对影响运输行业创新能力的条件及其组合效应进行了研究。Kane 等[149]运用 csQCA 研究了导致医疗卫生服务的目标顺利实现的能力要素的组合路径。Chai 和 Schoon[150]将 DEA 和 QCA 方法相结合，运用 DEA 方法测算了灌溉管理中政府支出的效率，接着采用 QCA 方法对影响效率的水价改革、政府资助、协调管理、正规检测和自组织管理这 5 个制度变量的组合路径进行了分析。

为了更好地分析外部环境因素对我国医疗卫生服务效率的影响，本书立足于区域发展的宏观视角，从经济、社会等方面选择可能会对医疗卫生服务效率产生影响的环境变量。并采用 Tobit 回归方法分别研究环境变量对不考虑和考虑质量的医疗卫生服务效率的净效应，即所选择的环境变量如何单独影响效率。运用 fsQCA 分别检验环境变量对不考虑质量和考虑质量的医疗卫生服务效率的组合效应，即能够使效率实现 DEA 有效的环境变量的组合路径。

5.2 环境变量

对于影响因素的选择，有的学者为了对研究问题进行全面的分析与研究，往往会尽可能地选择"所有"的影响因素进行研究。而对于一些复杂的问题，如本书研究的医疗卫生服务效率的影响因素问题，在现实中往往很难实现对其所有因素的分析，故研究者基于本书的研究目的，从影响因素自身出发，对所关心的影响因素进行分析。

根据本书的研究目的，以影响因素为导向，结合 QCA 分析方法中对案例数量和条件数量的理想数值范围的习惯限定，最终选择 8 个环境变量，分别分析它们对我国考虑质量和不考虑质量的医疗卫生服务效率的净效应和组合效应。由于本书对我国医疗卫生服务效率的测算是以 31 个省（市、自治区）为决策单元，故我们基于医疗卫生服务管理部门的宏观性视角，从综合反映一个地区的人民生活水平、政府对医疗卫生服务的重视程度和医疗发展（服务）水平三个方面选择关心的环境变量。同时考虑到数据的可获得性及在不同省（市、自治区）之间的横向可比性，最终选择了人均地区生产总值（PcGDP）、人均可支配收入（Pcdi）、医疗收入比（Pmi）、卫生总费用占 GDP 百分比（Pthe）、人均卫生总费用（Pche）、卫生技术人员比（Phtp）、每千人口卫生技术人员数（Nhtppt）、医师日均担负诊疗人次（Nopdpd）8 个环境变量，表 5.1 为 8 个环境变量的具体含义。

由于卫生总费用占 GDP 百分比和人均卫生总费用两个指标在国家相关部门 2016 年的数据统计时，存在滞后性，只统计到其 2015 年的数据，因此，在本书的研究中选择截至 2018 年 4 月 1 日可获得所有最新数据的 2015 年为例，分别从变量的净效应和组合效应的角度分析所选择的 8 个环境变量对不考虑质量和考虑质量的我国医疗卫生服务相对效率（E 值和 QE 值）的影响作用和组合路径。被解释变量的取值则分别选择第 3 章和第 4 章测算得到的 2015 年我国 31 个省（市、自治区）医疗卫生服务的相对效率值 E 和不考虑质量时的相对效率值 QE。所有数据来源于《中国统计年鉴 2017》和《中国卫生和计划生育统计年鉴 2016，2017》。

表 5.1　环境变量

变量	变量名	变量描述
PcGDP	人均地区生产总值/万元	人均地区生产总值用来衡量一个地区的经济发展状况，同时也是衡量一个地区人民生活水平的标准之一
Pcdi	人均可支配收入/万元	为个人可支配收入的平均值，用来衡量人民生活水平的变化情况，人均可支配收入与生活水平成正比

变量	变量名	变量描述
Pmi	医疗收入百分比/%	表示医疗服务机构总收入中来自在医疗卫生机构开展医疗服务活动中取得的收入,反映了地区医疗发展水平,与政府对医疗卫生服务发展的支持力度呈反比
Pthe	卫生总费用占 GDP 百分比/%	用来衡量一个地区对健康的重视程度,世界卫生组织(WHO)规定,一个国家的该项指标值不低于5%(我国2015年的值为6%)
Pche	人均卫生总费用/万元	用来衡量一个地区的医疗资源利用水平及公平性
Phtp	卫生技术人员百分比/%	用来衡量一个国家或地区的公共卫生以及医疗服务发展水平
Nhtppt	每千人口卫生技术人员数/人	用来衡量医疗卫生服务专业技术服务的人力投入水平及分布的公平性
Nopdpd	医师日均担负诊疗人次/人	诊疗人次数/平均医师数/251,用来衡量医疗服务水平,也反映了医生的工作负担

5.3 净效应解释模型

本节分别将第 3 章和第 4 章测算的 31 个省(市、自治区)2015 年不考虑质量和考虑质量的医疗卫生服务的相对效率 E 值和 QE 值作为被解释变量,将确定的 8 个环境变量作为解释变量,运用 Tobit 回归分析 8 个环境变量对医疗卫生服务效率的影响作用。

5.3.1 Tobit 回归模型

Tobit 回归方法最早由 Tobit 于 1958 年提出,经济学家 Goldberger 在

1964 年第一次将其应用于研究中。Tobit 回归模型的数学表达式如下所示：

$$\delta_i = \begin{cases} \boldsymbol{\beta}'z_i + \varepsilon_i, 0 < \delta_i < 1 \\ 0, 其他 \end{cases} \tag{5.1}$$

其中，δ_i 为观察变量，即被解释变量；z_i 为环境变量向量，即解释变量。$\boldsymbol{\beta}$ 为解释变量的估计系数向量；ε_i 为随机误差项，满足 $\varepsilon_i \sim N(0, \sigma^2)$。

　　Tobit 模型虽然在截断回归问题中得到了广泛的应用，但其在实际运用过程中也存在一定的制约。如 Simar 和 Wilson[71, 76]指出的 Tobit 模型中环境变量与运用 DEA 方法测算的效率值可能存在的相关性会导致估计的不一致性问题，以及 Pérez – Reyes 和 Tovar[77]提出的在估计过程中可能存在选择的样本代表性不强的问题。在本书的研究中，尽可能选择与 E 值和 QE 值不相关的外部环境因素以保证 Tobit 回归估计的一致性问题，并用散点图验证了所选环境变量与 E 值和 QE 值之间并不存在显著的相关关系（见附录 A）。同时，本书选择我国的 31 个省（市、自治区）为样本，故并不存在样本选择性问题。因此，本书可以运用 Tobit 回归模型分析所选择的 8 个环境因素对 31 个省（市、自治区）医疗卫生服务的相对效率 E 值和 QE 值是否存在显著影响，分别设计 E 值和 QE 值与环境变量的 Tobit 回归模型如下：

$$E_i = \alpha_0 + \alpha_1 \text{PcGDP}_i + \alpha_2 \text{Pcdi}_i + \alpha_3 \text{Pmi}_i + \alpha_4 \text{Pthe}_i +$$
$$\alpha_5 \text{Pche}_i + \alpha_6 \text{Phtp}_i + \alpha_7 \text{Nhtppt}_i + \alpha_8 \text{Nopdpd}_i + \varepsilon_i \tag{5.2}$$
$$\text{QE}_j = \beta_0 + \beta_1 \text{PcGDP}_j + \beta_2 \text{Pcdi}_j + \beta_3 \text{Pmi}_j + \beta_4 \text{Pthe}_j +$$
$$\beta_5 \text{Pche}_j + \beta_6 \text{Phtp}_j + \beta_7 \text{Nhtppt}_j + \beta_8 \text{Nopdpd}_j + \varepsilon_j \tag{5.3}$$

其中，E_i 为第 i 个 $\text{DMU}_i(i = 1, 2, \cdots, 31)$ 不考虑质量的效率值；QE_j 为第 j 个 $\text{DMU}_j(j = 1, 2, \cdots, 31)$ 考虑质量的效率值；$\alpha_0, \alpha_1, \cdots, \alpha_8$ 和 $\beta_0, \beta_1, \cdots, \beta_8$ 分别为常数项及 8 个环境变量对 E_i 和 QE_j 的回归系数。

5.3.2　回归结果

　　运用 Stata 12 软件分别估计模型 5.1 和 5.2 中 8 个环境变量的回归系数，求解结果显示，模型（5.2）的统计量 LR chi2（8）= 36.44，p = 0.0000；模型（5.3）的统计量 LR chi2（8）= 48.93，p = 0.0000，表明两个模型均在 1% 的置信水平下显著。表 5.2 为运用 Tobit 方法估计得出的 8

个环境变量对 E 值和 QE 值的影响系数及统计量 t 值。由表5.2可得，8个变量对不考虑质量和考虑质量的医疗卫生服务效率的影响并不完全一致，有些变量的影响方向甚至完全相反，如 Pmi。对于不考虑质量的医疗卫生服务效率 E 值，变量 PcGDP 和 Pche 在 10% 的置信水平下显著，变量 Nopdpd 在 1% 的置信水平下显著；对于考虑质量的医疗卫生服务效率 QE 值，变量 PcGDP、Pcdi 和 Pche 在 5% 的置信水平下显著，变量 Phtp 和 Nopdpd 在 1% 的置信水平下显著。

表5.2 Tobit 回归结果

变量	E 值		QE 值	
	相关系数①	t 值	相关系数	t 值
PcGDP	−0.284（0.149）	−1.91*②	−0.583（0.196）	−2.97***
Pcdi	0.302（0.403）	0.75	1.028（0.422）	2.43**
Pmi	1.479（1.119）	1.32	−0.935（1.259）	−0.74
Pthe	−0.053（0.098）	−0.54	−0.204（0.118）	−1.72
Pche	4.834（2.368）	2.04*	8.595（3.056）	2.81***
Phtp	−2.835（1.932）	−1.47	−10.759（2.758）	−3.90***
Nhtppt	−0.104（0.098）	−1.06	−0.023（0.112）	−0.21
Nopdpd	0.147（0.032）	4.64***	0.365（0.058）	6.30***
−cons.	1.111（1.727）	0.64	7.210（2.145）	3.36

①相关系数列括号内为标准差；
②***，**，*分别表明在 1%，5%，10% 的置信水平下的显著。

5.3.3 结果分析

具体分析表5.2中各变量对相对效率值 E 和考虑质量时的相对效率值 QE 的影响：

①变量 PcGDP 对 E 值和 QE 值的影响分别在 10% 和 1% 的置信水平下显著，具体从二者的影响系数可得，它与 E 值和 QE 值均呈负相关

（ -0.284 和 -0.583），即当人均 GDP（PcGDP）每增加 1 万元，则 E 值下降 0.284 个单位，QE 值将下降 0.583 个单位。这表明：随着人民生活水平的提高，人们对健康的重视程度也在不断增加，对医疗卫生服务的要求也越来越高，这反过来会制约考虑质量和不考虑质量的医疗卫生服务效率的提高。

②Pcdi 对 E 值和 QE 值的影响系数均为正值，分别为 0.302 和 1.028，其对 QE 值在 5% 的置信水平下显著，对 E 值的影响则并不显著。一个地区的人均可支配收入（Pcdi）可直接反映人民生活水平的变化情况，它与人民的生活水平成正比。因此，其与 E 值和 QE 值均呈正相关，表明人民生活水平的提高有利于地区医疗卫生服务效率的提高。但其对考虑质量的效率的提高则更为显著，这也说明随着人民生活水平的提高，人们在医疗卫生服务效率改进的基础上更加关注医疗卫生服务质量的提高。Pcdi 与同样代表人民生活水平的 PcGDP 对效率的影响完全不同，主要原因在于 PcGDP 的增加更多地意味着政府部门对医疗卫生服务投入的增加，而 Pcdi 的增加则更多地体现为医疗卫生服务产出的增加。

③Pmi 对 E 值和 QE 值的影响都不显著，对 E 值的影响呈正相关（1.479），与 QE 值呈负相关（ -0.935）。这表明：医疗服务机构总收入中来自医疗卫生机构开展医疗服务活动中取得的收入百分比越高，政府对医疗卫生服务的重视程度就越低，其对不考虑质量医疗卫生服务效率的提高有促进作用，而对考虑质量的医疗卫生服务效率的改进则表现为制约作用。因此，当医疗卫生服务效率改进到一定水平时，要想同时提高医疗卫生服务的质量就需要政府的支持。

④Pthe 对 E 值和 QE 值的影响均不显著，与 E 值和 QE 值呈负相关（ -0.053 和 -0.204）。卫生总费用占 GDP 百分比越高，表明国家对医疗卫生服务的直接投入越高，一个地区对健康的重视程度越高，越不利于医疗卫生服务效率的改进。这主要因为在我国医疗卫生服务的提供者大多数为具有一定公益性质的公有组织，所以当国家不断对医疗卫生服务增加直接投入，而产出并未获得相应的增加时，就必然导致效率的下降。

⑤Pche 对 E 值和 QE 值的影响分别在 10% 和 1% 的置信水平下显著，呈正相关（4.834 和 8.595）。人均卫生总费用（Pche）用来衡量一个地区的医疗资源利用水平及公平性，理论上讲它应该有一个最佳的范围以实现

其资源的有效利用及公平性。从我国 2015 年的具体数据可得，在我国目前的人均卫生总费用下，它的增加会显著促进我国医疗卫生服务效率的改进。表明在我国对医疗卫生服务的重视程度仍在不断增加，因此为了改进医疗卫生服务的效率仍需不断增加投入。

⑥Phtp 对 E 值和 QE 值的影响系数均为负值，分别为 -2.835 和 -10.759，其对 QE 值的影响在 1% 的置信水平下显著，而对 E 值的影响则并不显著。这表明我国在现阶段的医疗卫生服务发展水平下，医疗卫生技术人员百分比的增加不仅不能促进其医疗卫生服务效率的提高，反而会显著制约考虑质量医疗卫生服务效率的提高。这主要因为卫生技术人员作为医疗卫生机构职工中的核心人员，其百分比的增加必然导致医院投入的增加。而在我国目前医疗卫生服务的供给小于需求的市场下，投入并不能带来更高或等比的产出，故当其增加时就会使效率下降。

⑦Nhtppt 对 E 值和 QE 值的影响均不显著，对 E 值和 QE 值的作用呈负相关（-0.104 和 -0.023）。每千人口卫生技术人员数（Nhtppt）的增加表明一个地区医疗服务专业技术人员投入的增加。它与 E 值和 QE 值的负相关关系表明医疗专业技术人员的增加并不代表其医疗卫生服务效率的提高，相反它的值越高则越不利于效率的改进。这与变量 Phtp 的基本原因类似，只是其对效率的影响作用没有 Phtp 显著，这也是由于相对而言变量 Phtp 对医疗卫生服务效率的投入会产生更直接的影响。

⑧Nopdpd 对 E 值和 QE 值的影响系数均为正值，分别为 0.147 和 0.365，其对 E 值和 QE 值的影响均在 1% 的置信水平下显著。变量 Nopdpd 反映了医疗服务水平及医生的工作负担，同时在一定程度上也反映了测算效率的产出指标总诊疗人次数，因此它的增加对考虑质量和不考虑质量的医疗卫生服务效率的提高均存在正向促进作用。

综上所述，所选的 8 个环境变量对我国医疗卫生服务效率的影响作用会因为考虑医疗卫生服务质量因素有所不同，甚至会产生完全相反的作用。如反映医疗卫生事业自身发展和政府对医疗卫生服务事业重视程度的医疗收入百分比（Pmi），它对不考虑质量的医疗卫生服务效率存在显著的正向影响，但是对考虑质量的医疗服务效率则存在负向作用，即其值越大，效率越低。这表明在我国医疗卫生服务作为一项公益事业，在其效率发展到一定水平时，其质量的提高还需要政府的支持。同时，表示社会或政府对医疗卫生服务重视程度的变量人均地区生产总值（PcGDP）、卫生总费用占 GDP 百分比（Pthe）以及反映医疗卫生服务资源利用水平和公平的变量卫生技术人员百分比（Phtp）、每千人口卫生技术人员数（Nhtppt）对我国不考虑质量和考虑质量的医疗卫生服务效率的影响作用呈负相关，其主要原因在于这些因素会直接影响到测算效率的投入指标。而当产出不增加时，投入的增加必将导致效率的下降。

5.4　组合效应解释模型

由 5.3 部分环境变量对医疗卫生服务效率的回归分析结果可得，所选择的 8 个环境变量对不考虑质量的医疗卫生服务效率（E 值）的净效应，仅变量 PcGDP、Pche 和 Nopdpd 的影响显著；对考虑质量的医疗卫生服务效率（QE 值）的净效应，变量 PcGDP、Pcdi、Pche、Phtp 和 Nopdpd 的影响显著，其他均不显著。但是，所选择的 8 个环境变量对医疗卫生服务效率的影响除存在各变量的净效应外，变量之间还存在着组合效应，会导致效率的相对有效或无效结果的出现。本节我们将运用 fsQCA 方法分析 8 个变量之间的不同组合路径对我国医疗卫生服务效率的影响。

5.4.1　fsQCA 方法

QCA 是由 Ragin（1987）提出的一种将定性分析与定量分析相结合的对中小样本进行案例研究的方法，每个案例研究的结果或现象称为结果，用来解释结果的条件称为因素[100]。QCA 方法的核心理论为集合论，Ragin 认为"社会科学研究中的许多命题都是由系动词来表述的，因此可以用集合之间的隶属关系来表示"[151]。QCA 方法基于布尔代数的运算法则，通过对集合之间隶属关系的分析以挖掘多个案例存在的普遍性因果关系[152]。该方法强调多种因素的不同组合都可导致同一结果，并通过对导致结果的原因进行深入的分析，给出导致结果的因素组合，从而分析导致结果的必要/充分条件[104]。QCA 方法发展至今，根据反映案例特征的结果和因素的取值特点，有处理二进制（1/0）数据的 csQCA 方法、处理多个离散数据的多值集定性比较分析法（mvQCA），处理模糊数据的 fsQCA 方法[153]。以 fsQCA 方法为例，运用其进行定性比较分析的步骤包括[151, 154, 155]：

第一，校准所有案例的各个条件和结果变量的原始值。运用模糊理论对结果变量和条件变量的隶属度进行测算，将其校准到［0，1］区间。在校准的过程中需要研究者根据现有的相关理论与实际研究确定进行校准的关键锚点。这里的锚点是指所确定的对原始值进行模糊标准化的标准值。

第二，判断各个条件是否为导致结果发生的必要条件。必要条件是指结果发生时必然存在的条件，它类似于回归分析中解释变量的系数显著性程度。在 QCA 分析中，用条件变量的一致性（Consistency）来判断各条件是否为导致结果的必要条件。被确定为必要条件的条件则不需要再纳入下一步的条件组合分析中。一致性是指导致结果发生的某个条件或条件组合出现在所分析案例中的比例[148, 156]。

第三，构建所有条件组合的真值表并进行逻辑运算。根据第二步条件的必要性检测结果，对所有非必要条件进行组合，共有 2^k（k 为非必要条件个数）种组合。真值表就是指包含所有组合及各个组合的一致性和覆盖度（Coverage）的一个组态表，描述了与相关结果的给定条件组合。其中，这里的一致性是指条件组合能在多大程度上构成结果变量的充分条件，即条件组合可以导致结果发生的概率有多大；覆盖度是指条件组合能在多大程度上构成结果变量的必要条件，即条件变量作为导致结果变量出现的唯一路径的概率。在真值表的基础上根据研究目的确定一致性和频率（指包含的案例数）的阈值，可以进一步根据布尔代数最小化（Boolean Minization），运用专业分析软件，找到最短的可以描述案例因果关系的条件组合[157]。

第四，综合分析导致结果发生的条件的组合效应。根据第一步到第三步的研究结论，结合具体案例，对得出的条件变量/条件变量组合和结果变量之间的因果关系进行更深入的分析与阐释，并将得出的结论尽量从理论的角度进行拓展，总结与解释"跨案例的模式"[101]，综合分析导致结果发生的条件的组合效应。

5.4.2　定性比较分析结果

本书的条件变量和结果变量均属于连续变量，故选择 fsQCA 方法分别对我国不考虑质量和考虑质量的医疗卫生服务效率的条件组合效应进行分析。运用 fsQCA 2.0 软件，按照 fsQCA 的分析步骤计算结果如下：

①原始值校准。运用 DEA 方法测算的效率是将所有拟评价的 DMUs 作为全集合，构造生产前沿面，计算得出的效率值是取值为（0，1）区间的相对值；8 个条件变量的取值来源于相关统计的原始数据，它们的计量单位不统一。因此，在 fsQCA 分析中，我们将某一条件变量的 31 个案例作为一个组，确定其转换为模糊隶属分数时的三个锚点为：31 个案例中该变量的最大值的隶属分数为 1；最小值的隶属分数为 0，中值（即组的中位数）作为交叉点，其隶属分数为 0.5。由于效率值在 DEA 方法中已明确规定取值为 1 时称为相对有效，其他均称为无效，同时结合第 3 章和第 4 章测算的 2015 年 31 个省（市、自治区）的相对效率值可得其取值绝大多数大于 0.5。故在这里将结果变量即效率值转换为模糊隶属分数时的三个锚点确定为：相对效率值为 1 的 DMUs 为 DEA 有效，故设其隶属分数为 1；不考虑质量和考虑质量的效率值的最小值的隶属分数为 0；选择 0.75 作为交叉点，隶属分数为 0.5。运用 fsQCA 2.0 软件中的 Calibrate（x，$n1$，$n2$，$n3$）函数实现对原始数据的校准，校准结果见附录 B。

②必要条件判断。表 5.3 为运用 fsQCA 2.0 软件分别对 8 个条件及其"非"对结果 E 值和 QE 值的必要性检测结果。Ragin 指出一致性大于 0.9 的条件即为导致结果发生的必要条件[144]，由表 5.3 可得，所有条件及其"非"的一致性均不大于 0.9，故 8 个条件变量均不是导致不考虑质量和考虑质量的效率 E 值和 QE 值有效的必要条件。

③模糊真值表及逻辑运算。在本研究中确定频率阈值为 1，条件组合一致性阈值为 0.9，运用 fsQCA 2.0 软件求得 E 值和 QE 值的模糊真值表如表 5.4 和表 5.5 所示。考虑所有条件变量及其"非"，对条件组合进行布尔逻辑运算得到导致 E 值和 QE 值高效率的最短条件组合路径的综合解（Complex Solution），如表 5.6 和 5.7 所示。

表5.3 条件必要性检测结果

条件	结果变量：E		结果变量：QE	
	一致性	覆盖度	一致性	覆盖度
PcGDP	0.623	0.796	0.575	0.796
~ PcGDP	0.591	0.753	0.564	0.778
Pcdi	0.621	0.821	0.566	0.812
~ Pcdi	0.609	0.750	0.577	0.770
Pmi	0.647	0.779	0.608	0.794
~ Pmi	0.562	0.761	0.525	0.771
Pthe	0.590	0.784	0.554	0.798
~ Pthe	0.595	0.729	0.575	0.765
Pche	0.554	0.840	0.505	0.831
~ Pche	0.661	0.727	0.632	0.754
Phtp	0.697	0.799	0.643	0.800
~ Phtp	0.553	0.794	0.507	0.790
Nhtppt	0.541	0.779	0.492	0.768
~ Nhtppt	0.697	0.798	0.644	0.800
Nopdpd	0.715	0.946	0.663	0.952
~ Nopdpd	0.522	0.642	0.481	0.642

表5.4 模糊真值表（E）

因素								案例数量	结果变量 E	raw 一致性
PcGDP	Pcdi	Pmi	Pthe	Pche	Phtp	Nhtppt	Nopdpd			
1	1	1	1	1	0	0	1	1	1	0.969
1	1	1	0	1	1	1	1	3	1	0.955
1	1	1	0	1	1	0	1	1	1	0.951
1	0	0	1	1	1	1	1	1	1	0.948
1	1	1	0	0	1	1	1	1	1	0.945

因素								案例数量	结果变量 E	raw 一致性
PcGDP	Pcdi	Pmi	Pthe	Pche	Phtp	Nhtppt	Nopdpd			
0	0	0	0	0	0	0	1	1	1	0.941
0	0	0	1	1	0	0	0	1	0	0.892
0	0	0	1	1	0	1	0	1	0	0.881
1	0	0	1	1	1	1	0	1	0	0.858
0	0	0	1	1	1	1	0	1	0	0.834
1	1	1	0	1	1	1	0	1	0	0.825
0	0	0	1	0	0	0	0	2	0	0.814
1	1	0	0	1	1	1	0	1	0	0.806

表 5.5　模糊真值表（QE）

因素								案例数量	结果变量 QE	raw 一致性
PcGDP	Pcdi	Pmi	Pthe	Pche	Phtp	Nhtppt	Nopdpd			
1	1	1	0	1	1	1	1	3	1	0.944
1	1	1	1	1	0	0	1	1	1	0.943
1	1	1	0	1	1	0	1	1	1	0.939
0	0	0	0	0	0	0	1	1	1	0.936
1	1	1	0	0	1	1	1	1	1	0.934
1	0	0	1	1	1	1	1	1	1	0.921
0	0	0	1	1	0	0	0	1	0	0.867
0	0	0	1	1	0	1	0	1	0	0.854
1	0	0	1	1	1	1	0	1	0	0.820
1	1	1	0	1	1	1	0	1	0	0.809
0	0	0	1	1	1	1	0	1	0	0.809
0	0	0	1	0	0	0	0	2	0	0.796
1	1	0	0	1	1	1	0	1	0	0.787

表5.6 不考虑质量的高效率条件组合（*E*）

Model: $E = f$(PcGDP, Pcdi, Pmi, Pthe, Pche, Phtp, Nhtppt, Nopdpd)

组合	一致性	raw 覆盖率	代表案例
PcGDP * Pcdi * Pmi * ~ Pthe * Pche * Phtp * Nopdpd①	0.958	0.383	天津、海南、广东、湖南
PcGDP * Pcdi * Pmi * ~ Pthe * Phtp * Nhtppt * Nopdpd	0.954	0.379	海南、广东、河南、天津
~ PcGDP * ~ Pcdi * ~ Pmi * ~ Pthe * ~ Pche * ~ Phtp * ~ Nhtppt * Nopdpd	0.941	0.266	内蒙古
PcGDP * Pcdi * Pmi * Pthe * Pche * ~ Phtp * ~ Nhtppt * Nopdpd	0.969	0.206	重庆
PcGDP * ~ Pcdi * ~ Pmi * Pthe * Pche * Phtp * Nhtppt * Nopdpd	0.948	0.213	宁夏
所有组合的覆盖度：0.507			
所有组合的一致性：0.936			
①在布尔运算中，＋表示"与"关系；＊表示"且"关系；～表示"非"关系，指组合中条件变量的低值。			

表5.7 考虑质量的高效率条件组合（QE）

Model：QE $= f$(PcGDP, Pcdi, Pmi, Pthe, Pche, Phtp, Nhtppt, Nopdpd)

组合	一致性	raw 覆盖率	代表案例
PcGDP * Pcdi * Pmi * ~ Pthe * Pche * Phtp * Nopdpd①	0.948	0.350	天津、海南、广东、湖南
PcGDP * Pcdi * Pmi * ~ Pthe * Phtp * Nhtppt * Nopdpd	0.945	0.346	海南、广东、河南、天津
~ PcGDP * ~ Pcdi * ~ Pmi * ~ Pthe * ~ Pche * ~ Phtp * ~ Nhtppt * Nopdpd	0.936	0.244	内蒙古

组合	一致性	raw 覆盖率	代表案例
PcGDP * Pcdi * Pmi * Pthe * Pche * ~ Phtp * ~ Nhtppt * Nopdpd	0.943	0.185	重庆
PcGDP * ~ Pcdi * ~ Pmi * Pthe * Pche * Phtp * Nhtppt * Nopdpd	0.921	0.191	宁夏
所有组合的覆盖度：0.466			
所有组合的一致性：0.933			
①在布尔运算中，+表示"与"关系；*表示"且"关系；~表示"非"关系，指组合中条件变量的低值。			

④组合效应分析。由表 5.4 和 5.5 可得，对于结果变量 E 值和 QE 值我们选择的阈值最终确定了 13 组相同的条件组态，但 13 组条件组态对于两种结果变量的一致性略有不同。分别从结果变量 E 和结果变量 QE 列可得，对于 E 和 QE 分别有 6 种组态具有 1 的结果，表明这些条件组态可导致高效率结果的发生；有 7 种组态具有 0 结果，即表明这些条件组态不能导致高效率的发生。由表 5.6 和表 5.7 可得，8 个条件的组合形态可以导致不考虑质量的效率 E 和考虑质量的 QE 高效率的最短路径相同。5 条组合路径对导致效率 E 高效率的覆盖率为 0.507，一致性为 0.936，对导致效率 QE 高效率的覆盖率为 0.466，一致性为 0.933。

5.4.3　解释模型及结果分析

表 5.6 和 5.7 分别列出了可以使不考虑质量（E）和考虑质量（QE）时我国医疗卫生服务实现高效率的条件组合路径，即高效率的充分条件组合（条件组合的一致性水平均大于 0.9）。对比表 5.6 和 5.7 可得，导致 E 和 QE 高效的 5 条组合路径完全一致，且各组合路径的代表案例相同。进一步通过对条件组合路径的分析，最终可得出 4 个组合效应解释模型。

①PcGDP * Pcdi * Pmi * ~ Pthe * Phtp * Nopdpd *（Pche + Nhtppt）。由

路径 PcGDP * Pcdi * Pmi * ~ Pthe * Pche * Phtp * Nopdpd 和 PcGDP * Pcdi * Pmi * ~ Pthe * Phtp * Nhtppt * Nopdpd 合并可得。该解释模型表示高人均地区生产总值（PcGDP）、人均可支配收入（Pcdi）、医疗收入百分比（Pmi）、卫生技术人员百分比（Phtp）、医师日均担负诊疗人次（Nopdpd）和低卫生总费用占 GDP 百分比（~ Pthe）条件同时出现时，它们与高人均卫生总费用（Pche）或每千人口卫生技术人员数（Nhtppt）的组合效应可以使考虑质量和不考虑质量的医疗卫生服务实现高效率。这表明当一个地区的经济发展水平和人民生活水平高（人均地区生产总值和人均可支配收入为高值）、政府对医疗卫生服务发展的支持力度和重视程度低（医疗收入百分比为高值、卫生总费用占 GDP 百分比为低值）、医疗服务能力和水平高（卫生技术人员百分比和医师日均担负诊疗人次为高值）时，它们与高医疗资源利用水平和公平性（人均卫生总费用或每千人口卫生技术人员数）条件的组合效应可以实现医疗卫生服务的高效率。由此可得，对于经济发展、人民生活水平、医疗服务水平、政府支持力度、医疗资源利用水平等各方面均具有优势的地区而言，其医疗卫生服务的效率具有绝对优势。其中表示医疗资源利用水平和公平性指标人均卫生总费用和每千人口卫生技术人员数可以完全替代，即只要两个指标中任意出现其中一个为高值时，另一个即使为低值它们与前面条件的组合仍可以实现高效率的结果。结合组合路径的代表案例（天津、海南、广东、湖南和河南）可得，对于经济和医疗卫生服务的发展水平均具有明显优势的发达省（市、自治区）而言，当其医疗卫生服务水平较高时，即使政府的支持力度小，也不会影响其实现高效率。

②~PcGDP * ~ Pcdi * ~ Pmi * ~ Pthe * ~ Pche * ~ Phtp * ~ Nhtppt * Nopdpd。该解释模型表示低人均地区生产总值（~ PcGDP）、人均可支配收入（~ Pcdi）、医疗收入百分比（~ Pmi）、卫生总费用占 GDP 百分比（~ Pthe）、人均卫生总费用（~ Pche）、卫生技术人员百分比（~ Phtp）、每千人口卫生技术人员数（~ Nhtppt）和高医师日均担负诊疗人次（Nopdpd）这 8 个条件的组合效应会导致医疗卫生服务高效率这一结果的出现。这表明当一个地区的政府对医疗卫生服务发展的支持力度大（医疗收入百分比为低值）、医疗服务水平高（医师日均担负诊疗人次为高值）时，即使经济发展水平和人民生活水平低（人均地区生产总值和人均可支

配收入为低值）、政府重视程度低（卫生总费用占 GDP 百分比）、医疗资源利用水平低（人均卫生总费用和每千人口卫生技术人员数为低值）及医疗服务发展水平低（卫生技术人员百分比为低值）的条件组合效应同样可以实现医疗卫生服务的高效率。由此可得，政府对医疗卫生服务发展的支持力度和地区自身的医疗服务水平对于提高医疗卫生服务的效率至关重要。同时，结合组合路径的代表案例（内蒙古）可得，对于经济和医疗卫生服务均不发达的西部省（市、自治区）而言，其医疗卫生服务要实现高效率，需得到政府的大力支持，并结合地区自身医疗服务水平的提升。

③PcGDP * Pcdi * Pmi * Pthe * Pche * ~Phtp * ~Nhtppt * Nopdpd。该解释模型表示高人均地区生产总值（PcGDP）、人均可支配收入（Pcdi）、医疗收入百分比（Pmi）、卫生总费用占 GDP 百分比（Pthe）、人均卫生总费用（Pche）、医师日均担负诊疗人次（Nopdpd）和低卫生技术人员百分比（~Phtp）、每千人口卫生技术人员数（~Nhtppt）的组合效应可以使医疗卫生服务实现高效率。这表明一个地区在经济发展水平高（人均地区生产总值为高值）、人民生活水平高（人均可支配收入为高值）、政府对医疗卫生服务发展支持力度小（医疗收入百分比为高值）、政府对健康的重视程度高（卫生总费用占 GDP 百分比为高值）、医疗资源利用水平及公平性高（人均卫生总费用为高值）、医疗服务水平高（医师日均担负诊疗人次为高值）的前提下，即使医疗服务发展水平低（卫生技术人员百分比）、人力投入水平和公平性低（每千人口卫生技术人员数为低值）也不影响医疗卫生服务实现高效率。由此可得，在地区经济发展水平高、医疗服务水平高的情况下，即使与技术人员相关的医疗发展水平和公平性发展水平低、政府的支持力度小，也不会影响其实现医疗卫生服务的高效率。结合组合路径的代表案例（重庆）可得，对于经济和医疗卫生发展水平较发达的省（市、自治区）而言，不能靠增加医疗卫生技术人员的投入来实现医疗服务的发展和提高医疗服务公平性，从而使医疗卫生服务的效率得到改进。

④PcGDP * ~Pcdi * ~Pmi * Pthe * Pche * Phtp * Nhtppt * Nopdpd。该解释模型表示高人均地区生产总值（PcGDP）、卫生总费用占 GDP 百分比（Pthe）、人均卫生总费用（Pche）、卫生技术人员百分比（Phtp）、每千人口卫生技术人员数（Nhtppt）、医师日均担负诊疗人次（Nopdpd）和低人均可支配收入（~Pcdi）、医疗收入百分比（~Pmi）组合效应可以使医疗

卫生服务实现高效率。这表明一个地区在经济发展水平高（人均地区生产总值为高值），政府对医疗卫生服务和健康的支持力度大、重视程度高（医疗收入百分比为低值、卫生总费用占 GDP 百分比为高值），医疗资源利用水平及公平性高（人均卫生总费用、每千人口卫生技术人员数为高值）、医疗服务发展水平高（卫生技术人员百分比、医师日均担负诊疗人次为高值）的前提下，即使人民生活水平低（人均可支配收入为低值）也不影响医疗卫生服务高效率的实现。结合组合路径的代表案例（宁夏）可得，对于经济和医疗卫生发展水平均不发达的西部省（市、自治区）而言，政府的重视程度是决定其医疗卫生服务效率的关键因素，由于人民较低的生活水平导致对医疗卫生服务的需求也低，故其并不会导致医疗卫生服务效率的降低。

5.5　本章小结

医疗卫生服务与社会发展及人民生活密切相关，同时社会及人民的特征等环境因素又反过来影响医疗卫生服务。本章立足于宏观角度，围绕人民生活水平、政府对医疗卫生服务的重视程度和医疗发展（服务）水平三个方面选择了 8 个环境变量，分别分析它们对不考虑质量和考虑质量的相对效率值（E 值和 QE 值）的净效应和组合效应。首先，运用 Tobit 回归分析 8 个环境变量对我国的 31 个省（市、自治区）2015 年的医疗卫生服务效率（包括考虑质量和不考虑质量的效率 E 值和 QE 值）的影响及其显著性，得出对 E 值的回归模型统计量 LR chi2（8）= 36.44，$p = 0.0000$；对 QE 值的回归模型统计量 LR chi2（8）= 48.93，$p = 0.0000$，表明两个模型均在 1% 的置信水平下显著，8 个环境变量对 E 值和 QE 值具有较强的解释力。同时仅变量 Nopdpd 对 E 值和 QE 值在 1% 的置信水平下显著；变量 PcGDP 和 Pche 对 E 值的影响在 10% 的置信水平下呈显著性，对 QE 值的影响在 1% 的置信水平下呈显著性；变量 Pcdi 和 Phtp 对 QE 值的影响分别在 5% 和 1% 的置信水平下显著；其他变量对 E 值和 QE 值均不显著。变量的回归系数的符号表明，有些变量对 E 值和 QE 值的影响作用并不一致，如变量医疗收入百分比（Pmi）对是否考虑质量的效率的影响作用完全相反。

这一结论可为管理者改进不考虑质量或考虑质量的效率提供一定的理论依据与政策建议。

Tobit 回归模型的统计量显示，8 个环境变量对 E 值或 QE 值具有良好的解释力，但对环境变量的回归分析又表明，仅有部分环境变量的净效应呈显著性。因此，这些环境变量对 E 值和 QE 值存在明显的组合效应。基于此，本章在对环境变量净效应分析的基础上，进一步运用 fsQCA 方法对条件（即环境变量）的组合效应进行分析，得出 4 个环境变量对医疗卫生服务效率的组合解释模型。这 4 个组合解释模型给出了案例实现高效率的条件组合路径。结论表明：对于经济和医疗服务水平发达的省（市、自治区），政府的重视与支持力度不高也不会影响其相对高效率；但是对于经济和医疗服务水平不发达的省（市、自治区），政府的重视和支持力度则直接决定了其相对效率的高低。

医疗卫生服务作为社会发展的一个重要保证，它的发展必然会受到外部环境因素的影响，因此对影响医疗卫生服务效率的环境因素的分析，有助于挖掘不同于投入产出指标本身的影响效率改进的外在原因。而环境变量对效率的影响作用除变量自身会产生净效应外，变量之间的组合还会产生共同作用。基于此，本章在运用 Tobit 回归对我国医疗卫生服务效率的影响因素进行净效应分析的基础上，将 fsQCA 方法运用于基于 DEA 方法测算的医疗卫生服务效率的影响因素的组合效应分析中。

第三篇　基于效率视角的医疗卫生服务资源优化配置研究

第6章 效率视角下考虑公平的医疗卫生资源配置研究

在我国不断加大医疗卫生服务投入的背景下，医疗卫生服务的供需矛盾依然突出。因此，如何利用现有的资源使得医疗卫生服务的总供给增加是我国现阶段面临的关键问题之一。本章在第 3 章和第 4 章对我国的 31 个省（市、自治区）医疗卫生服务效率评价的基础上，构建了效率视角下考虑公平的资源配置模型。同时，由第 3 章和第 4 章对我国医疗卫生服务效率的测算与分析可得：我国不考虑质量和考虑质量的医疗卫生服务的效率变化趋势基本一致。因此，以任一效率值为例进行的资源配置研究结论对考虑或不考虑质量的效率的改进建议均有一定的价值。本章以不考虑质量的我国医疗卫生服务效率为例，运用构建的效率视角下考虑公平的资源配置模型，对我国医疗卫生资源的配置问题进行研究。在研究过程中，运用 31 个省（市、自治区）2016 年的医疗卫生服务的投入和产出数据，对 2017 年增加的医疗卫生投入的分配问题进行研究。在分配过程中，我们追求在我国医疗卫生服务的下期资源投入增加的情况下，考虑公平时总产出的最大化，以间接实现我国医疗卫生服务供给的增加。

6.1 引言

《全国医疗卫生服务体系规划纲要（2015—2020 年)》（以下简称《纲要》）中明确指出，在国家新医疗卫生体制改革的不断推动与深化实施中，我国医疗卫生服务体系的构建基本形成。随着经济社会的发展及人民生活水平的不断提高，整个社会对医疗卫生服务的需求不断增加。但是在我国目前仍然处于对"优质医疗卫生服务"的需求也远远大于供给的情况下，如何最大限度地提高医疗卫生服务的质量和效率也是国家及地方的相关部门所关注的核心问题。一方面国家在不断加大对医疗卫生的投入，另一方面大医院"一号难求""就医难"等问题依然屡屡被报道。《纲要》中还明确指出我国医疗卫生服务存在"资源布局结构不合理，影响医疗卫生服务提供的公平与效率""西部地区医疗卫生资源质量较低"等问题。因此，从效率的视角对资源进行集中式的优化配置以实现我国医疗卫生服务产出总和的最大化（即医疗总收入和诊疗人次数），可以间接地增加医疗卫生服务的供给，从而在一定程度上缓解"看病难"的问题。因此，国家在对资源进行集中分配时需遵循《纲要》中提出的规划目标"优化医疗卫生资源配置"与规划原则"坚持公平与效率统一"。

　　资源配置就是组织通过对现有的有限资源进行科学、合理的分配以获得最大的收益。在完全竞争市场中，资源可以通过完全有效的市场机制实现资源的最优配置。但在并不属于完全竞争的市场中，资源最优配置的实现需要组织进行外部调控来实现。对于需将资源集中式分配给所拥有的多个子部分的组织而言，如何制订资源的分配计划以实现其整体收益的最大化则是其追求的目标之一。如国家中央相关部门如何将下一期增加的医疗卫生投入分配给各省（市、自治区），以实现全国范围内医疗卫生服务产出最大化的问题。DEA 方法作为一种用于测算决策单元相对效率的方法，它根据投入、产出指标的实际值确定决策单元的生产可能集。因此，鉴于DEA 方法对生产可能集的刻画及多投入和多产出的特征，它可以为组织提供资源分配的依据，故其在资源配置领域的研究中得到了广泛的应用。基于 DEA 方法的资源配置不仅拓展了资源配置领域的研究[158]，同时使效率和资源配置有效地结合起来。

　　运用 DEA 方法测算效率时，考虑的是决策单元的多种投入和多种产出，组织所拥有的资源即为其投入，故资源的分配就意味着组织对投入的分配。在现实中，组织往往还需将其生产过程中产生的成本进行分摊，而成本在决策单元效率的测算中也属于投入，故很多学者将成本分摊和资源配置放在一起进行研究。Beasley[94]基于 DEA 方法分别研究了固定成本和资源的配置，李勇军[2]证明了 Beasley 的模型可以保证资源分配后决策单元均为 DEA 有效。Cook 和 Zhu[159]在 Cook 和 Kress[160]提出的基于 DEA 方法分配成本的理论框架上，提出了一种新的可以用于成本分配的 DEA 模型。在这些研究的基础上，很多学者又根据实际情况运用不同的 DEA 模型对成本或资源的分配问题进行了研究。Yan 等[91]运用逆 DEA 模型，根据资源分配前的效率预测资源分配量。Du 等[161]运用 DEA 方法中的交叉效率模型实现成本或资源的分配，通过迭代算法实现成本或资源分配后所有 DMUs 整体产出的最大化。Zhu 等[162]基于大数据背景下的 SBM – DEA 模型，研究了中国的区域自然资源配置与利用问题。Hatami – Marbini 等[163]基于数据的不精确性问题，运用不精确 DEA 方法测算决策单元的效率区间及投入、产出区间，并以此实现不精确资源的分配或目标的设定。

部分学者将基于效率的资源配置研究扩展到了对类似于成本或资源分配的排污权分配及考虑环境因素等问题的研究中[164-167]，还有部分学者考虑了资源分配的公平性问题[164,165,168,169]。An 等[167]更是提出了在大数据背景下对决策单元的效率进行评价的新 DEA 方法，并研究了以成本最小化确定二氧化碳的排放许可分配。对于排污权、二氧化碳排放许可等特殊的成本或资源的分配问题，更需要组织出面进行集中式的分配。Lozano 和 Villa[170]最早提出集中式资源配置的概念，同时提出了在保证效率的情况下，追求每种投入的总消耗量最小和基于偏好的各种投入最小的两个基于 DEA 方法的集中式资源配置模型。后来一些学者又对 Lozano 和 Villa 提出的模型进行了简化与扩展[96,171]。

由于 DEA 方法测算效率时的投入与产出指标的多样性，其相应的资源配置模型往往属于多目标问题。Wu 和 An[98]指出现有基于效率的集中式资源配置问题的研究大部分并不能保证其模型求解结果的帕累托有效性。他们结合多目标规划和 DEA 方法提出了三个可以保证新决策单元实现帕累托有效的内部资源配置模型。文献［98］提出的内部资源配置模型也属于集中式资源配置模型，但其在研究中并未考虑资源分配的公平性。基于此，本书构建了效率视角下考虑公平的资源配置模型，并将其应用于我国医疗卫生资源的集中式配置中。

6.2　效率视角下考虑公平的资源配置模型

6.2.1　基于效率的资源配置模型

资源的稀缺性决定组织必须对资源进行合理的配置以尽可能地获得更高的

产出，也即实现效率的最大化。DEA 方法作为一种从投入和产出的角度对决策单元的相对效率进行评价的方法，它根据决策单元的实际数据确定的生产前沿面，可以反过来作为决策者同时考虑资源分配与产出计划的资源配置方法与工具[172]。文献［98］构建的可以保证其求解结果为帕累托最优的三个基于效率的资源配置模型的目标函数分别为：成本（资源投入）最小化、产出最大化及在预期资源增加时的产出最大化的拓展研究。设某组织有 n 个组成部分 $DMU_j(j=1,2,\cdots,n)$，各 DMU_j 有 m 种投入 $x_{ij}(i=1,2,\cdots,m)$ 和 s 种产出 $y_{qj}(q=1,2,\cdots,s)$。假设组织在下一时期增加了资源投入，使第 i 种投入指标的总量为 $x_i(i=1,2,\cdots,m)$，并通过将 x_i 分配给所有 DMU_j，使组织的总产出之和最大。令资源分配后的新决策单元为 $DMU_k(k=1,2,\cdots,n)$，则文献［98］提出的基于效率的资源配置模型的扩展模型可以表示为：

$$\max \sum_{q=1}^{s} \sum_{k=1}^{n} \left(y'_{qk} / \sum_{j=1}^{n} y_{qj} \right) - \varepsilon \sum_{i=1}^{m} \sum_{k=1}^{n} \left(x'_{ik} / \sum_{j=1}^{n} x_{ij} \right)$$

$$\text{s. t.} \quad \sum_{j=1}^{n} \lambda_{jk} x_{ij} \leqslant x'_{ik}$$

$$\sum_{j=1}^{n} \lambda_{jk} y_{qj} \geqslant y'_{qk} \quad\quad (6.1)$$

$$y'_{qk} \geqslant y_{qj}$$

$$\sum_{j=1}^{n} x'_{ik} \leqslant x^i$$

$\lambda_{jk}, x'_{ik}, y'_{qk} \geqslant 0 (i=1,2,\cdots,m; q=1,2,\cdots,s; j=1,2,\cdots,n; k=1,2,\cdots,n)$ 其中，x'_{ik}，y'_{qk}，λ_{jk} 为决策变量，x_{ij}，y_{qj}，x_i 为观察值。

该模型的目标函数包括两部分，第一部分 $\sum_{q=1}^{s} \sum_{k=1}^{n} \left(y'_{qk} / \sum_{j=1}^{n} y_{qj} \right)$ 为将多种产出进行比例化处理后的总和，期望最大化；第二部分 $\varepsilon \sum_{i=1}^{m} \sum_{k=1}^{n} \left(x'_{ik} / \sum_{j=1}^{n} x_{ij} \right)$ 为将多种投入进行比例化处理后求和，期望最小化。这部分是作者为了避免模型的多解性问题而对模型进行的处理，其中 ε 为一个足够小的正数，以保证其对最优值的影响最小。λ_{jk} 为资源分配后的新决策单元 DMU_k 的第 j 个参考决策单元 DMU_j 的权重。第 1 个和第 2 个约束条件分别基于 DEA 方法的生产可能集所确定的投入指标和产出指标的约束；第 3 个约束条件表示资源分配后决策单元的产出不能小于资源分配前的产出值，保证了相对效率较低的 DMUs 的资源投入不会被过度抢占；第 4 个约束条件则表示分配后的所有决策单元的实际资源分配总额不能大于拥有的资源总量。

6.2.2 考虑公平的资源配置模型

在模型（6.1）的基础上，我们考虑各决策单元 DMUs 的资源分配的公平性，并根据实际情况对模型进行改进。假设组织在下一期拟增加资源投入，希望通过对资源的合理配置以实现系统的总产出最大化。将组织视为一个系统，包括 n 个类似的组成单元，这些组成单元称为决策单元，记为 $DMU_j (j = 1, 2, \cdots, n)$。设每个 DMU 有 m 种投入，s 种产出，$x_{ij} (i = 1, 2, \cdots, m; j = 1, 2, \cdots, n)$ 表示第 j 个决策单元 DMU_j 的第 i 种投入；$y_{qj} (q = 1, 2, \cdots, s, j = 1, 2, \cdots, n)$ 表示第 j 个决策单元 DMU_j 的第 q 种产出。在资源分配时为了尽可能地保证公平性，决策者一方面需保证资源分配后的新决策单元的预期产出不小于旧决策单元，即保证不会剥夺相对效率较低的 DMUs 的资源；另一方面希望新决策单元获得的资源分配偏差最小，其中分配偏差 = |预期获得的资源分配 − 实际获得的资源分配|，即保证决策单元之间资源分配的公平性。设下期的第 i 种资源投入总量为 $x_i' (i = 1, 2, \cdots, m)$，大于本期的资源总量，令 $x_{ik}' (i = 1, 2, \cdots, m; k = 1, 2, \cdots, n)$ 和 $y_{qk}' (q = 1, 2, \cdots, s; k = 1, 2, \cdots, n)$ 分别表示资源分配后的新决策单元 $DMU_k (k = 1, 2, \cdots, n)$ 的第 i 种投入和第 q 种产出量。各 DMU_k 的预期获得资源量为 $\hat{x}_{ik}'$，d_{ik} 表示第 k 个新决策单元 DMU_k 预期获得的第 i 种资源分配量与实际获得的资源分配量的差。构建考虑公平的多目标规划模型：

$$\max \sum_{k=1}^{n} \sum_{q=1}^{s} y_{qk}' - \sum_{k=1}^{n} \sum_{i=1}^{m} |d_{ik}|$$

$$\text{s. t.} \quad \sum_{j=1}^{n} \lambda_{jk} x_{ij} \leqslant x_{ik}' \tag{6.2}$$

$$\sum_{j=1}^{n} \lambda_{jk} y_{qj} \geqslant y_{qk}'$$

$$y_{qk}' \geqslant y_{qj}$$

$$\sum_{k=1}^{n} x'_{ik} \leqslant x'_i \tag{6.2 续}$$

$$x'_{ik} + d_{ik} = \hat{x}'_{ik}$$

$$\lambda_{jk}, x'_{ik}, y'_{qk} \geqslant 0 \ (i=1,2,\cdots,m;q=1,2,\cdots,s;j=1,2,\cdots,n;k=1,2,\cdots,n)$$

其中，λ_{jk}，x'_{ik}，y'_{qk}，d_{ik} 为决策变量，x_{ij}，y_{qj}，x'_i，$\hat{x}'_{ik}$ 为观察值，λ_{jk} 为新决策单元 DMU_k 的第 j 个参考决策单元 DMU_j 的权重。

模型（6.2）中的目标函数由两部分组成：$\sum_{k=1}^{n} \sum_{q=1}^{s} y'_{qk}$ 表示资源分配后新决策单元 DMU_k 的总产出之和，追求最大化；$\sum_{k=1}^{n} \sum_{i=1}^{m} |d_{ik}|$ 为资源分配后新决策单元 DMU_k 的各种资源实际分配量与资源预期分配量的偏差的绝对值之和，追求最小化，转化为求 $-\sum_{k=1}^{n} \sum_{i=1}^{m} |d_{ik}|$ 的最大化。第 1 个和第 2 个约束条件从生产前沿面的角度保证了决策单元的投入指标和产出指标的约束；第 3 个约束条件为资源分配后新决策单元的产出不低于原有产出的约束；第 4 个约束条件为总资源约束，即分配后的资源总量不能大于现有总资源量；第 5 个约束为资源分配偏差约束，当偏差 d_{ik} 为正值时，表明实际分配资源量小于预计资源量，追求其绝对值的最小化是希望分配给新决策单元的实际资源量小于其预计量的值越小越好，这保证了对新决策单元自身的公平性；当偏差 d_{ik} 为负值时，表明实际分配资源量大于预计资源量，追求其最小化是希望分配给新决策单元的实际资源量大于其预计量的值越小越好，这保证了对其他决策单元 DMUs 的公平性。为了化简目标函数中的绝对值符号，令 $\eta_{ik} = |d_{ik}|$，且满足 $d_{ik} \leqslant \eta_{ik}$，$-d_{ik} \leqslant \eta_{ik}$。则得多目标规划模型：

$$\max \sum_{k=1}^{n} \sum_{q=1}^{s} y'_{qk} - \sum_{k=1}^{n} \sum_{i=1}^{m} \eta_{ik}$$

$$\mathrm{s.\,t.} \quad \sum_{j=1}^{n} \lambda_{jk} x_{ij} \leqslant x'_{ik} \tag{6.3}$$

$$\sum_{j=1}^{n} \lambda_{jk} y_{qj} \geqslant y'_{qk}$$

$$y'_{qk} \geqslant y_{qj}$$

$$\sum_{k=1}^{n} x'_{ik} \leqslant x'_{i}$$

$$x'_{ik} + d_{ik} = \hat{x}'_{ik} \qquad (6.3\text{续})$$

$$d_{ik} \leqslant \eta_{ik}$$

$$- d_{ik} \leqslant \eta_{ik}$$

$$\lambda_{jk}, x'_{ik}, y'_{qk}, \eta_{ik} \geqslant 0 \, (i = 1,2,\cdots,m; q = 1,2,\cdots,s; j = 1,2,\cdots,n; k = 1,2,\cdots,n)$$

在实际中，各决策单元往往具有多种投入、多种产出，而这些投入和产出具有不同的量纲，因此为了使多目标规划的目标函数中的多个目标之间可以加和，需将各投入与产出进行比例化处理。在这里同时用新决策单元的产出（y'_{qk}）和投入的偏差绝对值（η_{ik}）与所有原决策单元中的该种产出总和（$\sum_{j=1}^{n} y_{qj}$）和投入总和（$\sum_{j=1}^{n} x_{ij}$）的比值求和作为单目标线性规划问题的目标函数，得到与模型（6.3）的同解模型：

$$\max \sum_{q=1}^{s} \sum_{k=1}^{n} \left(y'_{qk} / \sum_{j=1}^{n} y_{qj} \right) - \sum_{i=1}^{m} \sum_{k=1}^{n} \left(\eta_{ik} / \sum_{j=1}^{n} x_{ij} \right)$$

$$\text{s. t.} \quad \sum_{j=1}^{n} \lambda_{jk} x_{ij} \leqslant x'_{ik}$$

$$\sum_{j=1}^{n} \lambda_{jk} y_{qj} \geqslant y'_{qk}$$

$$y'_{qk} \geqslant y_{qj} \qquad (6.4)$$

$$\sum_{k=1}^{n} x'_{ik} \leqslant x'_{i}$$

$$x'_{ik} + d_{ik} = \hat{x}'_{ik}$$

$$d_{ik} \leqslant \eta_{ik}$$

$$- d_{ik} \leqslant \eta_{ik}$$

$$\lambda_{jk}, x'_{ik}, y'_{qk}, \eta_{ik} \geqslant 0 \, (i = 1,2,\cdots,m; q = 1,2,\cdots,s; j = 1,2,\cdots,n; k = 1,2,\cdots,n)$$

定理 6.1　由模型（6.4）得到的新决策单元是相对有效单元。

证明： 设由模型（6.4）获得的新决策单元 DMU_k 的最优资源投入和产出为 $(X'^{*}_k, Y'^{*}_k)^{\text{T}}$，如果 DMU_k 不为相对有效单元，那么至少存在一个解

$(X'_k, Y'_k)^T$ 使方程（6.5）成立，s_i^- 和 s_q^+ 分别表示投入和产出的松弛量。此时，解$(X'_k, Y'_k)^T$ 中的 Y'_k 与解$(X'^*_k, Y'^*_k)^T$ 的 Y'^*_k 必然满足不等式 $y'_{qk} \geqslant y'^*_{qk}$，并满足模型（6.4）中的其他约束。表明模型（6.4）存在一个更优的解$(X'_k, Y'_k)^T$ 使其目标函数的最优值增加。显然这与命题$(X'^*_k, Y'^*_k)^T$ 是模型（6.4）的最优解矛盾，则证明新决策单元为相对有效单元。

$$\begin{cases} \displaystyle\sum_{j=1}^n \lambda_{jk} x'_{ij} \leqslant x'_{ik} \\ \displaystyle\sum_{j=1}^n \lambda_{jk} y'_{qj} \geqslant y'_{qk} \\ s_i^-, s_r^+ > 0 \\ \lambda_{jk} \geqslant 0 \end{cases} \tag{6.5}$$

其中，λ_{jk}，s_i^-，$s_q^+ (j = 1,2,\cdots,n; i = 1,2,\cdots,m; q = 1,2,\cdots,s)$ 为决策变量。

定理 6.2 模型（6.4）的最优解是多目标规划问题一般化模型（6.3）的帕累托有效解。

证明： 设模型（6.4）的最优解为$(X'^*, Y'^*)^T$，如果$(X'^*, Y'^*)^T$ 不是模型（6.3）的帕累托有效解，那么必然存在一个解$(X'_k, Y'_k)^T$ 满足 $[X'_k, -Y'_k]^T \leqslant [X'^*_k, -Y'^*_k]^T$，这就表明$(X'_k, Y'_k)^T$ 必然会使模型（6.4）的目标值增加，这与$(X'^*, Y'^*)^T$ 是模型的最优解矛盾。因此，可以证明模型（6.4）的最优解是模型（6.3）的帕累托有效解。

6.3 我国医疗卫生资源配置实证研究

6.3.1 指标和数据

本章对我国的 31 个省（市、自治区）医疗卫生服务效率的测算同样运用第 3 章中选取的 4 种投入指标和 2 种产出指标，数据来源于《中国卫生和计划生育统计年鉴 2017》，具体如表 6.1 所示。

由表 6.1 可得，2016 年 31 个省（市、自治区）医疗卫生服务投入中的卫生机构总数为 983 394 个、卫生人员总数为 11 162 945 人、医疗卫生床位总数为 7 410 453 张、医疗卫生机构总支出总额为 319 242 338 万元；医疗卫生产出中的医疗卫生机构总收入总额为 331 661 168 万元、诊疗人次数总数为 7 931 700 496 人次。2017 年 5 月 11 日，财政部社会保障司副司长宋其超在国家卫计委召开的 5 月专题新闻发布会上表示："2017 年全国财政医疗卫生支出预算安排 14 044 亿元，是医疗卫生体制改革启动前 2008 年的 4.4 倍，比 2016 年同口径支出增长 5.1%，比同期全国财政支出预算增幅高 1.9 个百分点，医疗卫生支出占全国财政支出的比重提高到了 7.2%。其中，中央财政医疗卫生支出预算安排 3 982 亿元，是医疗卫生体制改革启动前 2008 年的 4.7 倍，比 2016 年同口径支出增长 7.7%，比同期中央财政支出预算增幅高出 1.6 个百分点。"本书的研究将立足于国家层面，拟确定中央相关部门在 2016 年的相对效率测算的基础上如何将 2017 年中央财政增加的医疗卫生预算支出分配给 31 个省（市、自治区），以追求产出的最大化，并尽可能地保证资源分配的公平性。经过简单计算可得我国中央财政在 2017 年将增加 2 846 927 万元年 $\{$ 3 982 × [1 − 1 ÷ (1 + 7.7%)] = 284.692 7（亿元）$\}$ 的医疗卫生支出。从公平性的角度，假设各决策单元希望将这 2 846 927 万元的支出按照 31 个省（市、自治区）的 2016 年年末总人口的比例进行分配，具体分配值如表 6.2 所示。

表 6.1　31 个省（市、自治区）2016 年的实际投入产出数据

决策单元	卫生机构数/个	卫生人员数/人	医疗卫生床位数/张	卫生总支出/万元	卫生总收入/万元	诊疗人次数
北京	9 773	299 460	117 041	18 449 371	18 835 142	232 049 739
天津	5 443	122 558	65 832	5 938 199	6 330 319	120 035 010
河北	78 795	555 115	360 485	12 134 822	12 788 758	434 942 997
山西	42 204	311 250	189 689	5 862 781	6 147 970	129 423 922
内蒙古	24 002	221 090	139 236	5 091 997	5 167 533	103 404 189
辽宁	36 131	365 729	284 384	9 635 649	9 894 859	192 941 947
吉林	20 829	223 250	151 195	5 679 880	5 966 320	107 607 593
黑龙江	20 375	292 297	220 054	7 622 111	7 691 608	118 908 161

决策单元	卫生机构数/个	卫生人员数/人	医疗卫生床位数/张	卫生总支出/万元	卫生总收入/万元	诊疗人次数
上海	5 016	217 061	129 166	15 594 694	15 904 589	259 319 129
江苏	32 117	654 117	443 060	24 230 547	24 629 558	551 949 189
浙江	31 546	523 598	289 870	21 203 888	21 723 703	555 212 876
安徽	24 385	388 224	281 720	9 483 975	10 192 705	263 001 944
福建	27 656	288 205	174 767	7 924 110	8 398 771	219 266 573
江西	38 272	301 651	209 097	7 244 062	7 695 870	213 411 742
山东	76 997	874 110	540 994	21 790 708	22 600 706	621 629 641
河南	71 271	796 480	521 546	15 355 057	16 157 339	577 769 911
湖北	36 354	494 077	360 558	13 009 091	13 580 328	354 790 816
湖南	61 055	515 472	425 757	12 694 558	13 099 820	264 308 415
广东	49 079	819 106	465 142	30 527 179	31 572 106	812 006 651
广西	34 253	390 601	224 471	8 684 302	9 018 836	254 233 641
海南	5 144	74 585	40 324	1 965 591	2 004 381	48 657 469
重庆	19 933	242 826	190 850	7 042 443	7 358 065	149 056 718
四川	79 513	670 444	519 205	16 995 846	17 879 768	464 246 426
贵州	28 017	277 380	210 279	5 951 205	6 243 387	138 444 990
云南	24 234	329 760	253 555	8 425 606	8 912 498	244 601 498
西藏	6 835	29 187	14 456	446 050	569 039	13 941 952
陕西	36 598	372 646	225 400	7 480 478	7 902 419	184 998 227
甘肃	28 197	186 756	134 346	3 994 398	4 270 701	130 420 565
青海	6 291	49 653	34 749	1 307 018	1 365 947	23 566 318
宁夏	4 254	56 218	36 313	1 631 306	1 678 403	38 321 962
新疆	18 825	220 039	156 912	5 845 416	6 079 720	109 230 285
总和	983 394	11 162 945	7 410 453	319 242 338	331 661 168	7 931 700 496

表 6.2 31 个省（市、自治区）2016 年年末人口指标数据

省（市、 自治区）	2016 年年末人口数/万人①	占全国人口百分比/%	期望分配资金/万元
北京	2 173	1.575	44 834
天津	1 562	1.132	32 228
河北	7 470	5.414	154 123
山西	3 682	2.668	75 968
内蒙古	2 520	1.826	51 993
辽宁	4 378	3.173	90 328
吉林	2 733	1.981	56 388
黑龙江	3 799	2.753	78 382
上海	2 420	1.754	49 930
江苏	7 999	5.797	165 038
浙江	5 590	4.051	115 335
安徽	6 196	4.490	127 838
福建	3 874	2.808	79 930
江西	4 592	3.328	94 744
山东	9 947	7.209	205 229
河南	9 532	6.908	196 667
湖北	5 885	4.265	121 421
湖南	6 822	4.944	140 754
广东	10 999	7.971	226 935
广西	4 838	3.506	99 819
海南	917	0.665	18 920

续表

省（市、自治区）	2016 年年末人口数/万人①	占全国人口百分比/%	期望分配资金/万元
重庆	3 048	2.209	62 887
四川	8 262	5.988	170 464
贵州	3 555	2.576	73 348
云南	4 771	3.458	98 437
西藏	331	0.240	6 829
陕西	3 813	2.763	78 671
甘肃	2 610	1.892	53 850
青海	593	0.430	12 235
宁夏	675	0.489	13 927
新疆	2 398	1.738	49 476
总和	137 984	100	2 846 927

①：总人口指一定时点、一定范围内有生命的个人的总和。年度统计的年末人口数指每年 12 月 31 日 24 时的人口数。年度统计的全国人口总数不包括台湾和港澳同胞以及海外华侨人数。

6.3.2 结果及分析

结合 3.4.3 部分对无效 DMUs 需改进比例的分析，可知投入指标中的卫生总支出不存在或存在很小程度的冗余，而投入指标——医疗卫生机构数、卫生人员数和医疗卫生机构床位数则存在严重冗余，有的省（市）冗余程度甚至达到 69.4%，最小的冗余程度也为 32.4%，大部分都在 50%~60%。同时，结合实际情况对于短期（一年）而言，投入指标卫生机构数、卫生人员数和医疗卫生机构床位数进行大幅度变动的情况并不常见，故在研究中我们假设 31 个省（市、自治区）的投入指标卫生机构数、卫生人员数及医疗卫生机构床位数保持不变，财政部新增的财政预算直接作为卫生总支出这一投入分配到 31 个省（市、自治区）。在这里由于投入指标和产出指标均要求为整数，故运用上节中构建的效率视角下考虑公平的资源配置模型（6.4）对我国 2017 年的医疗卫生资源进行分配时，需将其视为混合整数规划问题。运用 Matlab + Yalmip + Lpsolve 求解该混合整数规划问题，求得医疗卫生总投入增加 2 846 927 万元时，在考虑公平的情况下使投入指标总收入和诊疗人次数总和最大化的资源分配结果如表 6.3 所示。其中，表 6.3 中的卫生总支出、卫生总收入、诊疗人次数和资源分配偏差四列的值均为模型中的决策变量，可通过模型求解直接得到；实际分配资金 = 表 6.3 中得出的卫生总支出 − 表 6.1 中的 2016 年的卫生总支出；资源分配偏差百分比 = 表 6.3 中的资源分配偏差/表 6.2 中的期望分配资金 × 100%。

由表 6.3 可得，在尽量保证各地获得的资金分配的总额与期望获得的资源分配的总额的偏差最小的情况下，将 2 846 927 万元的财政资金按照表 6.3 中实际分配资金列的方案进行分配时，可使 31 个省（市、自治区）的总收入和总诊疗人次数的增加总和实现最大化，其中总收入增加了 0.86% [（334 505 196 − 331 661 168）÷ 331 661 168 × 100% = 0.86%]，诊疗人次数增加了 18.07% [（9 364 820 437 − 7 931 700 496）÷ 7 931 700 496 × 100% = 18.07%]。可见，通过模型（6.4）对下期资源增加情况下基于效率视角的我国医疗卫生服务资源进行分配，可以使产出，尤其是代表医疗卫生服务市场供给能力的诊疗人次数得到明显增加，这表明通过资源的优化配置可以间接增加我国医疗卫生服务的供给，从而在一定程度上缓解"看病难"的问题。由表 6.3 最后一列资源分配偏差的值、第 3 章计算得到的表 3.1 中 2016 年的 31 个省（市、自治区）的效率值及前文的分析可得，出现正偏差的北京市、天津市、上海市和浙江省，它们的医疗卫生服务效率值都为 1。因此，对于这些效率具有绝对优势的省（市）而言，资源投入的增加已不再是增加我国医疗卫生服务总产出的有效途径。而出现较大比例负偏差的安徽省、福建省和云南省，资源投入不足则是导致其产出低下的主要原因。因此，相对而言，对这些省（市）的资源投入效率要明显大于其他省（市），即增加同样的资源投入这些省（市）可获得更多的产出，由此表明这些省（市）仍处于规模收益大幅增加阶段。

表6.3 增加资源后部分的投入产出数据的计算结果

省(市、自治区)	卫生总支出/万元	总收入/万元	诊疗人次数	实际分配资金/万元	资源分配偏差/万元	资源分配偏差百分比/%
北京	18 449 371	18 835 142	232 049 739	0	44 834	100
天津	5 941 222	6 330 319	120 137 926	3 023	29 205	90.62
河北	12 288 945	12 941 349	437 232 629	154 123	0	0
山西	5 938 749	6 253 673	218 420 178	75 968	0	0
内蒙古	5 143 990	5 381 008	174 931 762	51 993	0	0
辽宁	9 725 977	10 114 375	309 733 750	90 328	0	0
吉林	5 736 268	5 968 866	185 434 694	56 388	0	0
黑龙江	7 700 493	8 011 561	233 889 959	78 382	0	0
上海	15 594 694	15 904 589	259 319 129	0	49 930	100
江苏	24 395 585	24 977 011	604 553 055	165 038	0	0
浙江	21 203 888	21 723 703	555 212 876	0	115 335	100
安徽	9 805 858	10 192 705	292 164 027	321 883	−194 045	−151.79
福建	8 015 931	8 398 771	244 114 417	91 821	−11 891	−14.88
江西	7 338 806	7 695 870	246 281 217	94 744	0	0
山东	21 995 937	22 884 111	713 136 919	205 229	0	0
河南	15 551 724	16 354 706	580 958 762	196 667	0	0

续表

省（市、自治区）	卫生总支出/万元	总收入/万元	诊疗人次数	实际分配资金/万元	资源分配偏差/万元	资源分配偏差百分比/%
湖北	13 130 512	13 670 502	404 675 827	121 421	0	0
湖南	12 835 312	13 410 825	425 537 327	140 754	0	0
广东	30 754 114	31 777 266	816 780 969	226 935	0	0
广西	8 784 121	9 156 842	290 080 707	99 819	0	0
海南	1 984 511	2 051 612	59 437 355	18 920	0	0
重庆	7 105 330	7 358 065	214 610 353	62 887	0	0
四川	17 166 310	17 916 841	561 159 111	170 464	0	0
贵州	6 024 553	6 316 206	213 181 114	73 348	0	0
云南	8 557 361	8 912 498	265 702 007	131 755	−33 318	−33.85
西藏	452 879	569 039	14 260 077	6 829	0	0
陕西	7 559 149	7 930 210	268 319 588	78 671	0	0
甘肃	4 048 295	4 270 701	145 344 950	53 897	−47	−0.09
青海	1 319 253	1 375 421	42 377 909	12 235	0	0
宁夏	1 645 235	1 701 654	49 632 967	13 929	−2	−0.01
新疆	5 894 893	6 119 755	18 614 9137	49 477	−1	0
总和	322 089 266	334 505 196	9 364 820 437	2 846 928	0	—

6.4　本章小结

在 Wu 和 An[98] 提出的下期资源增加情况下的基于效率的资源配置模型的基础上，本章考虑到集中式资源配置过程中资源分配的公平性，构建了效率视角下考虑公平的资源配置模型。在我国不断增加医疗卫生投入的背景下，运用 31 个省（市、自治区）医疗卫生服务 2016 年的实际数据，通过构建效率视角下考虑公平的资源配置模型，对其 2017 年中央财政在医疗卫生事业投入的增加值进行分配，以实现总产出的最大化及各省（市、自治区）资源分配偏差的最小化。本章构建的模型可以得出帕累托有效解，同时由于在目标函数中考虑了资源分配的偏差，故可以有效地避免在目标函数中因仅考虑产出而不考虑投入时导致的模型多解性问题。通过对我国医疗卫生资源配置的实证分析，得出使 31 个省（市、自治区）医疗卫生服务产出总和最大的资源分配方案。结果表明，当 2017 年我国医疗卫生总支出增加 2 846 927 万元时，产出指标卫生总收入增加 2 844 028 万元，增加了 0.86%；诊疗人次数增加 1 433 119 941 人次，增加了 18.07 个百分点。从资源分配偏差百分比可得，北京、天津、上海和浙江四个省（市）为正偏差，表明这四个效率具有绝对优势的东部发达地区医疗卫生总投入的增加所带来的产出增加值相比其他地区而言并不具有优势。安徽、福建和云南的资源分配偏差为负值，表明对这些地区增加相同的资源投入可以获得更大的产出。其他资源分配偏差等于 0 或接近于 0 的地区则表明综合考虑产出最大化和公平性时，它们的资源分配额等于或约等于期望分配额。因此，从宏观角度而言，相关政府管理部门在资源分配过程中应有针对性地进行配置。尤其对于发达地区而言，通过增加投入以追求产出最大化的效果并不显著，应该通过纯技术效率的改进以实现其技术效率的改进；而对于安徽、福建和云南等地则应该侧重从增加投入提高规模效率的角度来提升其技术效率水平。

在现有的效率水平下，如何对有限的资源进行分配以实现产出的最大化，始终是管理者进行决策的关键任务之一。同时，在实际情况中对于集中式的资源配置而言，决策者还需考虑资源在各决策单元之间分配的公平性。因此，构建了效率视角下考虑公平的资源配置模型。该模型不仅可以保证其解的帕累托有效性，同时由于考虑公平性问题而在目标函数中增加了资源分配偏差部分，有效避免了 Wu 和 An[98] 提出的模型的多解性问题。

第 7 章　基于效率的组织多属性决策及实证研究：DEA – TOPSIS 组合方法

本章在第 6 章从宏观角度对我国医疗卫生服务资源优化配置进行研究的基础上，从微观层面对医疗卫生服务组织内部的资源优化配置进行了研究。本章从组织多属性决策的视角提出了 DEA – TOPSIS 组合方法，并以首都医科大学为例，运用该方法对其关键资源的优化配置进行了实证研究。

7.1　引言

美国著名管理学家、1978 年诺贝尔经济学奖获得者赫伯特·西蒙（Herbert. A. Simon）指出："决策是管理的心脏，管理是由一系列决策所组成的，管理就是决策。"随着市场经济的发展，效率也已成为组织在日益激烈的竞争中得以生存和发展的根本。因此，组织在管理过程中也必然面临越来越多基于效率或以提高效率为目标的决策。而组织进行这类决策的前提之一就是要对效率进行客观、准确、有效的测量，进而基于测量结果确定效率提高的目标。数据包络分析（DEA）方法自 1978 年由 Charnes、Cooper 和 Rhodes[7] 创立以来，在实践中不断地得到扩展，并被广泛应用于相似单元相对效率的测算与评价中[37,173 - 178]。

在现有研究中，一些学者将 DEA 方法与其他方法相结合，从不同的角度对决策单元（DMUs）的效率进行测算或基于效率展开进一步的分析与研究。部分学者针对传统 DEA 方法只能计算同一时期内 DMUs 的效率问题，将 DEA 方法与 Malmquist Index 相结合。Malmquist – DEA 方法从跨时期的角度，将 Malmquist Index 表示为 DMUs 在两个相邻时期的效率变化与技术变化的乘积，从而分析 DMUs 的时期效率变化[179-182]。也有学者将 DEA 方法与 Tobit 回归方法相结合，称为 DEA – Tobit 两阶段方法。该方法首先用 DEA 方法对 DMUs 的相对效率进行测算，再用 Tobit 回归模型对影响 DEA 效率值的影响因素进行分析[183-186]。还有学者将 DEA 方法与逼近理想解的排序方法（TOPSIS）相结合，针对传统 DEA 模型无法对有效 DMUs 进行排序的问题，运用 TOPSIS 方法的思想实现有效 DMUs 的排序问题[187-189]，但是作者并没有考虑组织基于效率的决策问题。可见，DEA 方法与这些方法的结合主要针对 DEA 方法本身的不足或者对运用 DEA 方法测算的效率的影响因素进行分析与研究，目前还没有基于测算的组织效率现状进一步进行决策的研究。因此，本书从这一角度，首次提出了一种基于效率的组织多属性决策研究方法——DEA – TOPSIS 组合方法，并通过实证研究说明该方法的有效性。

DEA 方法是一种对具有多种投入多种产出的组织的效率进行测算的方法。该方法在测算效率的同时，还可以求得无效 DMUs 达到相对有效时各项投入指标和产出指标的松弛改进量。这些松弛改进量为组织基于运用 DEA 方法测算的效率进行进一步的分析与决策提供了明确的方向和目标。在实际情况中，组织实现目标的方案往往并不唯一，这就要求组织对各备选方案进行有效排序。因此，组织从无效 DMUs 的各指标松弛改进量的角度提升组织效率的决策问题属于多属性决策问题。TOPSIS 方法是一种广泛使用的求解多属性决策问题的方法，它的基本思想同 DEA 方法类同，也是根据被评价对象与理想化和负理想化目标之间的距离进行排序，从而实现对现有对象相对优劣的评价[190]。运用 TOPSIS 方法进行多属性决策时，关键的一项工作就是能准确、客观地用定量指标衡量或反映备选方案的各属性值，从而构建决策矩阵。基于 DEA 方法测算的效率进行效率提升的决策问题，可以将各指标的松弛改进量作为备选方案的属性指标，而各指标的松弛改进总量就构成了备选方案的属性指标值。因此，将 DEA 方法和 TOPSIS 方法组合，用于研究基于效率的组织多属性决策问题在理论上是可行的，同时具有很强的实践价值。

7.2 DEA – TOPSIS 组合方法

7.2.1 基本思想

DEA – TOPSIS 组合方法的基本思想是：为了提高组织的整体效率竞争力、平衡组织内部发展，基于 DEA 方法测算的效率，运用 TOPSIS 方法进行多属性决策。在应用中，DEA – TOPSIS 组合方法分为两个阶段：第一阶段，运用 DEA 方法测算组织的 DMUs 的相对效率，并根据其效率值及决策目标确定组织实现目标的备选方案集。第二阶段，根据效率测算结果及无效 DMUs 的投影值构建决策矩阵，并运用 TOPSIS 方法对各备选方案进行排序。DEA – TOPSIS 组合方法旨在通过对组织内同类组成单元（包括部门、分公司等）的效率进行测算，并从系统角度对组织资源进行配置，以实现组织目标。

7.2.2 理论可行性

DEA 方法作为一种用于测算相似决策单元（DMUs）的相对效率的非参数方法，测算同一组织内同类组成单元的相对效率更具可行性，可更好地消除外部环境因素对相对效率的影响作用，使得效率值更具可比性。同时，TOPSIS 作为一种多属性决策方法，可以对基于 DEA 方法测算得出的多种不同类别的投入指标和产出指标进行综合评价考量，从而为效率的提升和资源的配置提供有效方法。

作为一种专门针对组织提高现有效率的多属性决策方法，DEA – TOPSIS 组合方法将组织视为一个系统，将内部组成部分作为 DMUs，运用 DEA 方法测算 DMUs 的相对效率及各投入和产出指标的松弛改进量。测算的效率值及指标松弛改进量为组织效率的提升提供了具体明确的方向和目标。同时，为了更好地实现目标，组织需从衡量效率的多种投入和产出指标的角度进行综合决策，属于多属性决策问题。因此，将 TOPSIS 方法与 DEA 方法相结合，可以有效地解决组织在实践中有针对性地提升效率的多属性决策问题。

　　DEA - TOPSIS 组合方法在应用过程中也有一定的适用范围。一方面，DEA - TOPSIS 组合方法是组织进行决策的方法，故该组合方法的研究对象应是一个组织系统。另一方面，DEA 方法是一种对相似单元的相对效率进行评价的方法，故决策单元应具有相似性。因此，DEA - TOPSIS 组合方法适用于具有多个相似组成部分的组织系统进行基于效率的多属性决策问题。如具有多个附属医院的组织、管辖多个学校的教育管理部门、具有多个相似子公司的集团公司等。以首都医科大学附属的 10 所三甲综合医院为例，运用 DEA - TOPSIS 组合方法对其基于效率的多属性决策问题进行实证研究。

7.3　实证研究

7.3.1　DMUs 指标和数据

　　首都医科大学是北京市重点高等院校，现有 20 所临床医学院暨附属医院，其中 10 所属于三级甲等综合（简称"三甲综合"）医院，分别为：北京友谊医院（简称"友谊医院"）、北京胸科医院（简称"胸科医院"）、首都医科大学宣武医院（简称"宣武医院"）、北京朝阳医院（简称"朝阳医院"）、北京同仁医院（简称"同仁医院"）、北京世纪坛医院（简称"世纪坛医院"）、北京安贞医院（简称"安贞医院"）、北京天坛医院（简称"天坛医院"）、北京佑安医院（简称"佑安医院"）、北京地坛医院（简称"地坛医院"）。现将首都医科大学附属的 10 所三甲综合医院作为DMUs，并运用本书提出的 DEA - TOPSIS 组合方法对其进行研究。为了从效率的角度提高系统的整体竞争力，并平衡系统内各组成部分的发展，首都医科大学拟在 DEA 测算的效率现状的基础上提高相对有效 DMUs 的个数。

　　在研究过程中，本书选取 2008—2013 年为观察年。并根据医院效率评价研究的文献及本书的研究目的，选取了 3 种投入指标和 1 种产出指标，3 种投入指标分别为职工数、本年度购置医疗设备总值和病床数，1 种产出指标为门急诊人次；收集了首都医科大学附属的 10 所三甲综合医院 2013

年的三种投入指标数据和 2008—2013 年的产出指标数据。样本数据均来源于《北京卫生年鉴 2009—2014》。

7.3.2 运用 DEA 方法测算效率值

（1）效率值测算

运用 DEA 方法的 CCR 模型和 BCC 模型可分别测算得到组织的技术效率（Technical Efficiency，TE）和纯技术效率（Pure Technical Efficiency，PTE），并通过二者的比值求得规模效率（Scale Efficiency，SE），即 SE = TE/PTE[9]。规模收益（Returns to Scale，RTS）用来衡量组织的规模收益状况，其取值为 $\sum_{j=1}^{n} \lambda_j$，表示参考单元的权重系数之和。当 RTS < 1 时，表示规模收益递增（Increasing Returns to Scale，IRS）；当 RTS = 1 时，表示规模收益不变（Constant Returns to Scale，CRS）；当 RTS > 1 时，表示规模收益递减（Decreasing Returns to Scale，DRS）。在本书的研究中，希望同时从投入可减少和产出可增加的角度测算组织的效率，故分别选取 SBM – CCR 模型和 SBM – BCC 模型测算 DMUs 的 TE 和 PTE，并确定 SE 值和 RTS 状况。本书运用 DEA – SOLVER Pro5.0 软件对模型进行求解，求解结果如表 7.1 所示。根据表 7.1 中的效率值绘制 10 所三甲综合医院 2013 年的效率值折线，如图 7.1 所示。

表 7.1 10 所三甲综合医院 2013 年的效率值

决策单元	TE		PTE		SE		RTS
	Score	Rank	Score	Rank	Score	Rank	
友谊医院	1	1	1	1	1	1	1
胸科医院	0.180	10	1	1	0.180	10	0.227
宣武医院	1	1	1	1	1	1	1
朝阳医院	1	1	1	1	1	1	1
同仁医院	0.551	6	0.577	8	0.955	4	0.854
世纪坛医院	0.577	5	0.772	7	0.747	7	0.581

续表

决策单元	TE		PTE		SE		RTS
	Score	Rank	Score	Rank	Score	Rank	
安贞医院	0.755	4	0.967	6	0.781	6	0.655
天坛医院	0.435	7	0.551	9	0.789	5	0.613
佑安医院	0.263	9	0.512	10	0.514	8	0.378
地坛医院	0.329	8	1	1	0.329	9	0.288

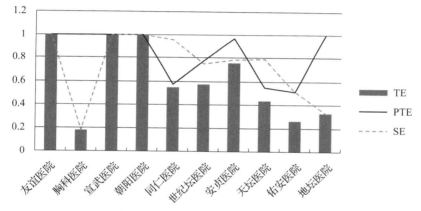

图 7.1　10 所医院 2013 年效率折线图

（2）效率测算结果分析

由表 7.1 和图 7.1 可得，首都医科大学附属的 10 所三甲综合医院的相对效率中，PTE 的差异性最小（PTE 值最小为 0.512），SE 有较大差异（SE 值最小为 0.180）导致了 TE 的差异性也较大（TE 的最小值为 0.180）。10 所医院中 TE 值为 1（即相对有效）的医院有 3 所：友谊医院、宣武医院和朝阳医院；相对无效的医院占 70%，其中相对效率最低的为胸科医院。PTE 为相对有效的医院有 5 所：友谊医院、胸科医院、宣武医院、朝阳医院和地坛医院，其中无效医院中佑安医院的相对效率最低。SE 值为 1 的医院有友谊医院、宣武医院和朝阳医院，相对效率值最低的仍为胸科医院。同时，从表 7.1 中 TE、PTE 和 SE 各自的 Rank 列，并结合图 7.1 可得，不同效率值的排序也并不完全相同。如同仁医院，虽然其 TE 值（0.551）和

PTE 值（0.577）相差较小，但在 10 所医院中的排序则分别为第 6 位和第 8 位。由表 7.1 中 RTS 列可得，友谊医院、宣武医院和朝阳医院的规模收益不变，其余 7 所医院的规模收益均属于递增阶段。胸科医院和地坛医院的 RTS 值仅为 0.227 和 0.288，结合其 SE 值可得，这两所医院可从提高规模效率的角度提高其相对效率水平。

综合来看，除友谊医院、宣武医院和朝阳医院外，其他医院均存在一定的 DEA 无效。胸科医院和地坛医院的 PTE 为相对有效，从表 7.1 可得，导致他们的 TE 无效的原因为 SE 无效。其中，胸科医院的 SE 值位于 10 所医院中的第 10 位，相对效率值最低，仅为 0.180；地坛医院的 SE 值为 0.329，位于第 9 位。同仁医院的 TE 值为 0.551、PTE 值为 0.577、SE 值为 0.955，表明 PTE 低下是导致同仁医院 TE 低下的关键问题。安贞医院的 TE 值为 0.755、PTE 值为 0.967、SE 值为 0.781，表明 SE 低下是导致安贞医院 TE 低下的关键问题。其余 3 所医院——世纪坛医院、天坛医院和佑安医院的三类效率值均不高，TE 值分别为 0.577、0.435 和 0.263，PTE 值分别为 0.772、0.551 和 0.512，SE 值分别为 0.747、0.789 和 0.541，表明这 3 所医院同时存在着 PTE 和 SE 相对低下的问题。

（3）决策目标及备选方案

首都医科大学拟在对其附属的 10 所三甲综合医院 2013 年的相对效率评价的基础上，在 2014 年使其中 2 所无效 DMUs 实现相对有效。为了尽可能平衡系统内部各组成部分的发展，决定将在相对效率排名位于后五位的 5 所医院中选择 2 所医院使其 TE 实现相对有效。根据表 7.1 的 TE 列可知，首都医科大学将从同仁医院、天坛医院、地坛医院、佑安医院和胸科医院中选择 2 所医院作为效率提升的目标医院。根据排列组合知识可得，共有 $C_5^2 = 10$ 个备选方案，方案集为 $A = \{a_1, a_2, \cdots, a_{10}\}$。其中，$a_1$ 表示选择同仁医院和天坛医院；a_2 表示选择同仁医院和地坛医院；a_3 表示选择同仁医院和佑安医院；a_4 表示选择同仁医院和胸科医院；a_5 表示选择天坛医院和地坛医院；a_6 表示选择天坛医院和佑安医院；a_7 表示选择天坛医院和胸科医院；a_8 表示选择地坛医院和佑安医院；a_9 表示选择地坛医院和胸科医院；a_{10} 表示选择佑安医院和胸科医院。

7.3.3 运用 TOPSIS 方法进行决策

（1）基于松弛改进量构建决策矩阵

SBM 模型对 DMUs 的无效率的测量包含了松弛变量部分，可以求得使无效 DMUs 达到相对有效时各指标的改进量，故将从备选方案的各指标需改进总量的角度构建决策矩阵。其中，指标需改进总量 = 使备选方案中的 DMUs 达到有效的各投入指标需改进总量 + 保证相对有效的 DMUs（包括原相对有效的 DMUs 和备选方案中的 DMUs）仍为有效的各指标需改进总量。

相对而言，产出指标（门急诊人次）更易受到环境因素的影响。故在研究中，将投入指标——职工数、本年度购置医疗设备总值和病床数作为可控变量，即组织可以完全控制的变量；将产出指标——门急诊人次作为组织可以对其进行适当影响和控制的环境变量，即组织可在变量自身变化的情况下进行适当修正的非完全可控变量。计算备选方案的各指标需改进总量分为三个步骤：

第一步，确定使备选方案中的 2 所医院达到相对有效的各投入指标的需改进总量。基于 2013 年的 SBM – CCR 模型测算的 10 所三甲综合医院的效率值及投影值，确定备选方案中 2 所医院各投入指标的投影值及松弛改进量。

第二步，修正 10 所医院 2014 年的投入指标和产出指标。首先，将第一步中确定的备选方案中 2 所医院的各投入指标的投影值作为其新的投入指标，其余 8 所医院的投入指标保持不变。其次，用 2008—2013 年门急诊人次年均变化量表示 2014 年门急诊人次的变化量，即设 2014 年各医院的门急诊人次 = 2013 年的门急诊人次 + 2008—2013 年门急诊人次年均变化量。

第三步，确定保证相对有效的医院仍为有效的各指标需改进量。把第二步修正后的投入和产出指标再次运用软件 DEA – SOLVER Pro5.0 求解 SBM – CCR 模型，并根据求解结果确定备选方案中 2 所医院及原为相对有效的所有医院的各指标（包括投入指标和产出指标）的改进总量。

第一步和第三步中确定的各指标的需改进总量即构成备选方案的属性指标值，计算结果如表 7.2 所示。

表7.2 提高 TE 的决策矩阵

方案	职工数需改进总量/人	本年度购置医疗设备总值需改进总量/万元	病床数需改进总量/张	门急诊人次需改进总量/人次
a_1	217	41 077.70	0	1 794 741
a_2	76	38 135.98	217	1 274 744
a_3	249	38 631.17	0	1 685 130
a_4	76	37 252.42	108	1 397 038
a_5	141	10 807.30	217	1 607 243
a_6	174	11 302.48	0	2 017 630
a_7	141	9 923.73	108	1 729 538
a_8	174	8 360.76	217	1 497 633
a_9	0	6 982.01	325	1 209 541
a_{10}	174	7 477.19	108	1 619 927

（2）运用 TOPSIS 方法排序

为了利于改革的实施，在同样可以实现目标的条件下，组织希望"变化"越小越好，即备选方案的各属性指标值越小越好，运用 TOPSIS 方法进行排序。其中，TOPSIS 方法的（2）中对四个属性指标的权重用熵权法[191]进行确定，确定的权重为 $w = (0.262, 0.334, 0.209, 0.198)^{\mathrm{T}}$。熵权法首先运用信息熵计算各指标的熵权，再根据熵权确定各指标的权重。由信息论基本原理可得，熵不同于信息，它是系统无序程度的度量指标。当指标的信息熵越小，表明指标的变异程度越大，其提供的信息量越大，对综合评价的影响就越显著，则其权重越大。相反，信息熵越大，则指标的权重越小。熵权法基于指标本身的信息确定其权重，客观性更强，精度更高。同时，鉴于本书的研究均从现实数据出发，运用熵权法确定各指标的权重可以更好地解释所得到的结果。表7.3 为运用 TOPSISI 方法计算各备选方案的排队指示值 C_k^*。

表 7.3　排队指示值

方案	排队指示值 C_k^*	方案	排队指示值 C_k^*
a_1	0.665	a_6	0.402
a_2	0.488	a_7	0.444
a_3	0.417	a_8	0.622
a_4	0.311	a_9	0.545
a_5	0.613	a_{10}	0.458

根据表 7.3 中指示值由大到小的顺序确定各方案的排序为：$a_1 > a_8 > a_5 > a_9 > a_2 > a_{10} > a_7 > a_3 > a_6 > a_4$。

（3）TOPSIS 排序结果分析

从备选方案的排序结果可得，首都医科大学提高其附属医院效率的最优方案为——选择同仁医院和天坛医院；最劣方案为——选择同仁医院和胸科医院。从表 7.3 中的排队指示值可得，方案 a_1、a_8 和 a_5 的指示值分别为 0.665、0.622 和 0.613，表明三个方案的优劣程度差异较小，即在实践中，组织可以根据实际情况选择最满意的方案。最劣方案的排队指示值仅为 0.311，表明其与最优方案的优劣差异明显。

7.4　实证研究结果分析

本章以首都医科大学为例，设首都医科大学基于其附属的 10 所三甲综合医院 2013 年的效率测算值，希望分别从 TE 最低的 5 所 DEA 无效医院中选出 2 所在 2014 年实现相对有效。用 TOPSIS 方法对备选方案进行排序时，将医院的投入指标和产出指标作为方案的属性指标，并用各投入指标和产出指标的松弛改进总量作为方案的属性指标值。分别从各备选方案的属性指标值和目标无效 DMUs 的各指标松弛改进比例角度对第 3 部分实证研究的结果进行分析。

由 7.3.3 中的备选方案排序结果可知，次优方案 a_8——选择地坛医院和佑安医院以及方案 a_5——选择天坛医院和地坛医院与最优方案 a_1——选择同仁医院和天坛医院的优劣差异较小。由表7.2可得,最优方案 a_1 与方案 a_8 和 a_5 相比,其属性指标值病床数需改进总量为0,远小于其他两个方案的需改进总量217;其他三项属性指标——职工数需改进总量、本年度购置医疗设备总值需改进总量以及门急诊人次需改进总量则均大于方案 a_8 和 a_5,尤其是本年度购置医疗设备总值需改进总量41 077.7万元远远大于方案 a_8 的需改进总量8 360.76万元。三个方案中,方案 a_8 的本年度购置医疗设备总值需改进总量和门急诊人次需改进总量是最小的;方案 a_5 的职工数需改进总量则是最小的。因此,当组织拟从人力资源的角度进行考虑时可选择方案 a_5;从资本方面和产出指标门急诊人次方面进行考虑时,则应选择方案 a_8;从以病床为代表的物质方面进行考虑时,应选择方案 a_1。

再从3个拟选方案涉及的4所医院——同仁医院、天坛医院、地坛医院和佑安医院的各投入指标和产出指标松弛改进比例的角度进行分析,如表7.4所示。其中投入指标改进前,为测算10所医院2013年的TE时,同仁医院、天坛医院、地坛医院和佑安医院各指标的投影值;投入指标改进后,为分别选择方案 a_1、a_8 和 a_5 时,根据修正后的投入指标和产出指标值测算10所医院2014年的TE时,同仁医院、天坛医院、地坛医院和佑安医院各指标的投影值。

由表7.4中投入指标改进前的值可得,从投入指标的角度分析4所医院的改进量(由于本书将产出指标作为非完全可控变量,所以首先从投入指标的角度进行分析)可得:同仁医院的床位数投入实现了相对有效,职工数投入基本实现相对有效,其改进量需改进比例仅为2.19%,本年度购置医疗设备总值则是制约其技术效率的关键投入指标,其改进量需改进比例达到89.81%。天坛医院的床位数投入同样已达到相对有效,职工数和本年度购置医疗设备总值的改进量需改进比例分别为5.5%和71.16%。可见,本年度购置医疗设备总值的投入冗余也是制约天坛医院相对技术效率的关键因素。地坛医院的职工数投入达到了相对有效,本年度购置医疗设备总值和床位数的改进量需改进比例分别为75.02%和28.66%,二者均存在较严重的冗余。佑安医院的床位数投入也达到了相对有效,职工数和本年度购置医疗设备总值的改进量需改进比例分别为10.37%和72.03%。因此,职工数和本年度购置医疗设备总值的投入冗余造成了佑安医院TE的相对无效,其中本年度购置医疗设备总值仍是关键因素。由表7.4中投入

表 7.4　同仁医院、天坛医院,地坛医院和佑安医院投入指标改进前、后投影值

序号	决策单元 I/O	投入指标改进前			投入指标改进后		
		Score			Score		
		Data	Projection	%	Data	Projection	%
1	同仁医院	0.551			0.787		
	职工数/人	3 461	3 385	− 2.19%	3 385	3 385	0%
	本年度购置医疗设备总值/万元	38 086	3 882.80	− 89.81%	3 882.80	3 882.80	0%
	床位数/张	1 603	1 603	0.00%	1 603	1 603	0%
	门急诊人次/人次	2 528 709	3 181 970	25.83%	2 696 631	3 427 751	27.11%
2	天坛医院	0.435			0.567		
	职工数/人	2 570	2 429	− 5.50%	2 429	2 429	0%
	本年度购置医疗设备总值/万元	9 660.05	2 785.54	− 71.16%	2 785.54	2 785.54	0%
	床位数/张	1 150	1 150	0.00%	1 150	1 150	0%
	门急诊人次/人次	1 332 555	2 282 760	71.31%	1 395 465	2 459 085	76.22%

140 | 中国医疗卫生服务效率评价及资源优化配置研究

续表

序号	决策单元 I/O	投入指标改进前			投入指标改进后		
		Data	Score Projection	%	Data	Score Projection	%
3	地坛医院	0.323			0.530		
	职工数/人	1 142	1 142	0.00%	1 142	1 142	0%
	本年度购置医疗设备总值/万元	5 242.60	1 309.81	−75.02%	1 310	1 310	0%
	床位数/张	758	541	−28.66%	541	541	0%
	门急诊人次/人次	540 087	1 073 394	98.74%	612 682	1 156 305	88.73%
4	佑安医院	0.263			0.372		
	职工数/人	1 673	1 499	−10.37%	1 499	1 499	0%
	本年度购置医疗设备总值/万元	6 147.74	1 719.77	−72.03%	1 719.77	1 719.77	0%
	床位数/张	710	710	0.00%	710	710	0%
	门急诊人次/人次	511 056	1 409 356	175.77%	564 208	1 518 218	169.09%

本书中，指标调整前后参考 DMUs 并未发生变化，因此由于篇幅原因在这里将方案 a_1、a_8 和 a_5 的求解结果合并表示。

指标改进后的值可得，改进投入指标后，4 所医院的投入指标均达到相对有效，产出指标——门急诊人次的改进量需改进比例分别为：27.11%、76.22%、88.73% 和 169.09%。因此，增加产出指标也是 4 所医院提升技术效率的改进方向，尤其是佑安医院，其门急诊人次需增加近 1.7 倍才能实现相对有效。

7.5　本章小结

DEA 方法从首次提出以来，得到了不断的发展与完善。在发展过程中，一些学者针对 DEA 方法自身的不足或对效率的环境影响因素，将 DEA 方法与其他方法（如 Malmquist Index、Tobit 等）相结合进行研究。但是，在现有的研究中，还没有学者将 DEA 方法与决策方法相结合，以解决针对基于组织的相对效率进行决策的问题。本章基于 DEA 方法可以测算具有多种投入多种产出指标的组织的效率，以及各投入产出指标的松弛改进量，提出了基于效率的组织多属性决策的 DEA – TOPSIS 组合方法。DEA – TOPSIS 组合方法首先运用 DEA 模型测算 DMUs 的相对效率，并基于效率确定决策目标和备选方案。其次，根据 DEA 方法中各指标的松弛改进量构造各方案的决策矩阵，并运用 TOPSIS 方法对备选方案进行排序。DEA – TOPSIS 组合方法不仅可以有效地对基于效率的决策备选方案进行排序，还可以通过选择不同的模型和指标处理方法来尽可能地反映实际情况，具有很强的实践性。

本章以首都医科大学为例，运用提出的 DEA – TOPSIS 组合方法将其附属的 10 所三甲综合医院作为 DMUs 进行研究。首先，运用 DEA 模型分别测算了 10 所医院 2013 年的 TE 和 PTE，并确定从技术效率最低的 5 所相对无效的医院中选择 2 所使其在 2014 年实现相对有效。在研究中，根据研究目的，选择 DEA 方法中的 SBM – CCR 模型和 SBM – BBC 模型来测算其技术效率和纯技术效率。其次，基于 2013 年效率测算得到的各指标的投影值及松弛改进量，用各指标需改进量作为属性指标，构造 TOPSIS 决策矩阵。在计算各备选方案的各指标的松弛改进总量时，将投入指标（职工数、本年度购置医疗设备总值和床位数）作为完全可控变量，产出指标（门急诊人次）作为非完全可控变量。再次，运用 TOPSIS 方法对提高 TE 的备选方案进行排序。为了更易于目标的实现，假设组织希望对现有的改变越小越好，即希望各指标的松弛改进总量越小越好。最后，从各备选方案的各属性指标值和各指标松弛改进量的需改进比例分析了 3 个拟选方案和 4 所目标医院的效率改进方向和目标。研究结果表明，本章提出的 DEA – TOPSIS 组合方法具有较强的实践意义，同时还可为国家的相关部门或类似组织（如医院管理局、教育局、集团公司等）基于效率的决策提供一定管理思路与借鉴。

第8章 基于 DEA – DP 组合方法的组织效率评价及资源配置

本章与第7章从微观层面对我国医疗卫生服务资源优化配置进行研究。本章从组织对关键资源的动态规划角度进行研究，提出了组织基于效率评价的资源配置组合方法 DEA – DP 组合方法，并以首都医科大学为例，运用该方法确定其附属的 10 所三甲综合医院的决策目标和决策医院，并对其关键资源配置进行了实证研究。

8.1 引言

资源的稀缺性决定了社会、组织或个人必须通过合适的方式将有限的资源进行合理分配，从而实现资源的有效利用，获得最佳的效益。在实际情况中，如何实现资源的有效配置是一个组织所面临的挑战之一。对于医疗卫生服务而言，更是如此，造成医疗保健支出增加的最主要原因之一就是医疗资源利用效率的低下[78]。我国自改革开放以来推行的医疗卫生体制改革根据各时期改革的具体目标和内容可以将其划分为三个阶段，其中提高医疗机构的效率是三个阶段不变的目标之一。1985—2000 年为第一阶段，主要目标是通过医疗机构内部改革，提高医疗机构运行的效率；2000—2005 年为第二阶段，其主要目标为通过合理配置卫生资源，解决医药费用增长过快等问题；2006 年至今为第三阶段，也被称为新医疗卫生体制改革阶段，其主要目标是解决患者"看病贵、看病难"的问题[192]，而导致这一问题的主要原因就包括医疗资源的配置和医院本身运营管理所存在的问题[193]。因此，通过降低资源投入、提高收益这一主要实现资源优化配置的方式[79]来提高效率已成为医疗组织生存与发展的关键所在。

国内外一些学者从减少资源投入，从而降低成本的角度对提高医疗组织的效率进行了研究。部分学者基于减少床位数成为医疗组织降低成本的关键方式之一，从降低床位数是否对医疗系统降低成本具有明显的作用、如何影响成本以及在研究过程中是否应考虑不同床位的特点等进行了研究[80-82,194]。还有学者考虑到人力资本支出占到医院成本的60%~80%这一现象，从减少职工人数的角度进行研究，提出医院人力资本成本与员工的教育水平、职工构成以及医院是否为教学医院等因素相关[84]，或者从护士对患者住院时间及恢复状况的影响等角度进行了分析[195]。这些研究主要采用对比的方法从床位数或职工人数这两项医院的主要投入进行研究。还有部分学者运用数据包络分析（DEA）方法对医院和医疗卫生服务的相对效率进行测算。DEA方法是一种从多投入多产出的角度对生产效率进行测算的方法，它可以根据投影原理分析各无效DMUs非DEA有效的原因，并给出改进的方向[196]。DEA方法作为一种非参数方法，鉴于使用的方便性，在很多领域都得到了广泛的应用[173,174,197,198]。最早用DEA方法测算医院的整体效率的Sherman[24]，以及我国率先用DEA方法对上海市的10所综合性市级医院的运行效率进行测算的陈志兴等[87]的研究都是从医院的多种投入、多种产出的角度对医院的效率进行研究，并提出降低投入的具体目标。随着DEA方法的不断发展与完善，它在医疗组织效率测算方面也被越来越广泛地运用[29,37,46,112,199]。刘海英和张纯洪[88]运用三阶段DEA模型对我国城乡地区的医疗卫生系统的服务效率进行了对比研究，提出"城市地区医院的诊疗和住院服务结构配置失衡更为严重"，主要原因为"过度的住院服务需求挤占了有限的医疗资源，从而导致其门诊医疗服务的低效"。但是除了DEA-Tobit两阶段方法以外，大多数DEA模型与其他方法相结合的研究还主要停留在对DEA方法或测算的效率结果本身的分析层面，并没有基于DEA测算结果进行进一步的分析与研究。DEA-Tobit方法首先用DEA模型测算DMUs的效率，再通过Tobit回归对影响效率的因素进行分析[47,200]。基于现有效率的测算进一步对组织的资源进行规划的研究，在现有文献中还没有类似的方法提出。而在实践中为了保证资源间的匹配实现最大效用，在资源分配之前对其效率进行有效的测算至关重要[90]。

　　基于此，本书一方面从系统的角度首次提出一种在提高组织整体效率竞争力基础上的资源优化方法：DEA－Dynamic Programming（DEA－DP）组合方法，并给出该方法的算法。另一方面，以首都医科大学为例，将其附属的 10 所三甲综合医院作为 DMUs 运用 DEA－DP 组合方法进行实证分析。在研究中，根据 DEA 测算的结果，确定影响附属医院效率的关键资源为本年度购置医疗设备的总值，并进一步根据效率提升的目标实现对本年度购置医疗设备总值的动态规划。研究结果不仅验证了 DEA－DP 组合方法的有效性及其实践价值，并在一定程度上丰富了基于医疗组织效率的资源优化研究。

8.2　DEA－DP 组合方法

8.2.1　基本思想及理论可行性

　　DEA－DP 组合方法的基本思想是基于 DEA 测算的组织系统内部 DMUs 的相对效率值，运用 DP 方法实现组织未来一定时期内某种关键资源的最优规划。DEA－DP 组合方法的目的是组织为了提高其整体效率竞争力并平衡组织内部 DMUs 的发展，希望在增加有效 DMUs 个数的同时，实现某种关键资源在未来一定时期内的改进量总量最大（即资源的可节约量最大）。DEA－DP 组合方法在运用过程中可以划分为三个阶段：第一个阶段是基于 DEA 模型测算的组织初始时期的 DMUs 的效率值，确定组织效率提升的目标及关键资源。第二阶段根据第一阶段确定的目标及前一时期的决策，再次构造 DEA 模型，逐期计算各时期的关键资源需改进量，作为 DP 方法的阶段指标值。第三阶段运用 DP 方法计算使关键资源在整个计划期内的需改进量最大的最优指标值及策略集。

　　DEA 方法是一种对具有多种投入多种产出的 DMUs 的相对效率进行测算的非参数方法。该方法在测算效率的同时，还可以求得无效 DMUs 达到相对有效时各项投入指标和产出指标的松弛改进量。这些松弛改进量为组织基于运用 DEA 方法测算的效率进行进一步的分析与决策提供了明确的方向和目标。在实际情况中，某种关键资源不仅是导致 DMUs 无效的核心所在，同时也是组织更易控制的因素。因此，组织需要有针对性地对该种关键资源提出规划策略，从而实现组织在一定时期内的资源优化目标，该问题可以归结为多阶段决策优化问题。DP 方法通过将多阶段的决策问题转化成一系列相互联系的单阶段问题，从而成为一种被广泛应用于解决多阶段最优化决策问题的方法。运用 DP 方法进行决策时，关键的一项工作就是确定各时期的阶段指标值，从而运用最优化原理进行决策。运用 DEA 方法测算的效率不仅可以为组织提供效率提升的决策目标，还可以帮助组织发现并确定影响效率的关键资源及松弛改进量，而得到的关键资源的松弛改进量又可构成 DP 的阶段指标值。因此，DEA – DP 组合方法在理论上是可行的。

DEA – DP 组合方法基于 DEA 方法和 DP 方法的基本思想和特点，将二者有效地结合起来，可以实现组织在未来一段时期内基于效率的某种关键资源的最优配置。该方法立足于系统的、长远的角度，是组织基于初始时期内部效率的现状实现效率提升的资源规划的战略决策方法。DEA – DP 组合方法适用于具有多个相似单元的组织系统基于提升整体效率的资源优化问题，如拥有多个子公司的集团公司（如银行系统等）、管辖多个学校的教育系统以及管辖多个医院的医院管理系统等基于效率的资源规划问题分析与决策。

8.2.2　DEA 方法

DEA 方法的基本思想是通过构建由投入最小、产出最大为目标的 Pareto 最优解构成生产前沿面，并通过计算 DMUs 与生产前沿面的距离来确定其相对效率。根据它测算效率的出发点不同，分为投入导向模型和产出导向模型。投入（产出）导向模型是指在产出（投入）不减少（增加）的情况下，要达到相对有效各项投入（产出）应减少（增加）的值[7]。考虑到造成 DMUs 无效中还存在松弛改进量，Kaoru Tone[12] 从松弛改进的角度，提出了 SBM 模型。SBM 模型基于 DMUs 的投入和产出指标的松弛改进量来测算其相对效率。当效率值 $\theta_o = 1$ 时，称 DMU_o 为相对有效，否则称为 DEA 无效，对于无效 DMUs 可以采用投影的方法对其效率进行改进，从而使其达到相对有效。在本书的研究中，将基于 DEA 方法测算的效率值及其投入的松弛量进行资源配置，故在这里将采用 SBM 模型对首都医科大学的附属医院的效率进行测算。

8.2.3　DP 方法

DP 方法是解决多阶段决策过程最优化问题的一种数学方法，由美国数学家 Bellman 等人于 20 世纪 50 年代提出[201]。他们根据一类多阶段决策问题的特点，把多阶段决策问题变换为一系列相互联系的单阶段问题，然后逐个解决，提出了解决这类问题的"最优性原理"，并基于此创建了 DP 这一解决最优化问题的新方法。最优性原理是指"作为整个过程的最优策略具有这样的性质：即无论过去的状态和决策如何，对前面的决策所形成的状态而言，余下的诸决策必须构成最优策略。"根据实际问题构建 DP 模型时，一般遵从以下五个步骤[202]：

①划分阶段，并确定其阶段变量 k。将问题的过程划分为若干相互联系的阶段，以便能按一定的次序进行求解。

②确定状态，并选择合适的状态变量 s_k。状态表示每个阶段开始所处的自然状况或客观条件，它描述了问题过程的状况，又称为不可控因素。其中，状态具有无后效性，即如果某阶段状态给定后，则在这阶段以后过程的发展不受这阶段以前各阶段状态的影响。

③确定决策变量 $u_k(s_k)$ 以及每阶段的允许决策集合 $D_k(s_k)$。决策表示当前过程处于某一阶段的某个状态时，可以做出不同的决定（或选择），从而确定下一阶段的状态，这种决定称为决策。描述决策的变量称为决策变量，常用 $u_k(s_k)$ 表示第 k 阶段处于状态 s_k 时的决策变量，而允许决策变量取值的范围称为允许决策集合，$D_k(s_k)$ 就表示第 k 阶段从状态 s_k 出发的允许决策集合。

④确定状态转移方程。状态转移方程是确定过程由一个状态到另一个状态的演变过程。若给定第 k 阶段状态变量 s_k 的值，如果该段的决策变量 u_k 一经确定，第 $k+1$ 阶段的状态变量 s_{k+1} 的值也就完全确定，即 s_{k+1} 的值随 s_k 和 u_k 的值变化而变化，对应关系记为：

$$s_{k+1} = T_k(s_k + u_k) \tag{8.1}$$

式（8.1）描述了由 k 阶段到 $k+1$ 阶段的状态转移规律，其中 T_k 称为状态转移函数。

⑤确定指标函数 $V_{k,n}$ 和最优值函数 $f_k(s_k)$。指标函数用来衡量所实现过程优劣的一种数量指标，它是定义在全过程和所有后部子过程上确定的数量函数。各阶段的阶段指标则用 $v_{k,n}(s_k,u_k)$ 表示，它是在第 k 阶段的 s_k 状态下做出 u_k 决策的指标值，在 DEA – DP 方法中投入（产出）在各时期的需改进量 $\rho^T_{(m_T)}$ 即为各阶段的阶段指标值。指标函数还应具有可分离性，并满足递推关系，即 $V_{k,n}$ 可以表示为 s_k、u_k、$V_{k+1,n}$ 的函数，记为：

$$
\begin{aligned}
V_{k,n}(s_k,u_k,s_{k+1},\cdots,s_{n+1}) \\
= \psi_k[s_k,u_k,V_{k+1,n}(s_{k+1},\cdots,s_{n+1})]
\end{aligned} \tag{8.2}
$$

式（8.2）的最优值称为最优值函数，它表示从第 k 阶段的状态 s_k 开始到第 n 阶段的终止状态的过程，采取最优策略所得到的指标函数值，即

$$
f_k(s_k) = \mathop{opt}_{\{u_k,\cdots,u_n\}} V_{k,n}(s_k,u_k,\cdots,s_{n+1})(k=n,n-1,\cdots,1) \tag{8.3}
$$

式（8.3）与边界条件共同构成了 DP 方法的基本方程，而边界条件是指起点或终点的最优值函数应满足的条件，如逆序解法的边界条件即为终点条件，满足 $f_{n+1}(s_{n+1})=0$。

8.2.4 DEA – DP 组合方法算法

设某一组织有 j（$j=1$，2，$\cdots$，n）个 DMUs，运用 DEA 方法测算组织 j 个 DMUs 目前的相对效率值 θ_j 及有效 DMUs 的个数 $q(q=1,2,\cdots,n)$，组织计划在 $T(t=0,1,2,\cdots,T)$ 个时期内增加 $l(l=0,1,2,\cdots,n-q)$ 个有效 DMUs，其中在时期 t 增加 l_t（$\sum_{t=1}^{T} l_t = l$）个；同时希望某种投入指标的需改进量最大（即资源的节约量最大）。运用 DEA – DP 组合方法进行求解，可以将求解过程划分为两个阶段：第一阶段运用 DEA 方法测算组织系统内所有 DMUs 的效率现状，确定组织的效率提升目标和影响效率的关键资源，并计算 t 时期使 l_t 个 DMUs 达到有效时关键资源的需改进量 $\rho^t_{(l_t)}$；第二阶段运用 DP 方法求解使关键资源需改进总量 ρ_Δ 最大的资源规划策略。该方法的具体计算过程可用如下算法实现。为便于表述，令组织当前所处的时期为初始时期，用 $t=0$ 表示；θ^t_j 表示第 j 个决策单元在 t 时期的效率值；P^t_j

表示第 j 个决策单元的投入（产出）指标在 t 时期的投影值。

步骤 1：运用 DEA 模型测算组织初始时期（$t=0$）所有 DMUs 的效率值 θ_j^0，并根据 DMUs 的效率值确定拟提高为有效 DMUs 的个数 l、关键资源及计划实施时期 T，包括确定拟提升为 DEA 有效的 DMUs 及其效率提升顺序，这一顺序在整个计划实施期内始终保持不变。

步骤 2：确定 $t=1$ 时期增加的有效 DMUs 个数 $l_t(l_t=0,1,2,\cdots,l)$，并根据 P_j^0 重新构造相同的 DEA 模型，测算 DMUs 的相对效率，计算该时期增加 l_t 个 DMUs 为有效时关键资源需改进量 $\rho_{(l_t)}^1$。其中 $\rho_{(l_t)}^1$ 包括基于上一时期的情况下本时期改进 l_t 个决策单元时关键资源的需改进量以及在该时期保证原为 DEA 有效的 q 个 DMUs 和本时期改进的 l_t 个 DMUs 始终有效的关键资源需改进量两部分。

步骤 3：确定 $t+1$ 时期增加的有效 DMUs 个数 $l_{t+1}(l_{t+1}=0,1,2,\cdots,l-\sum_1^t l_t)$，同时根据 P_j^{t+1} 的值再次构建相同 DEA 模型，并测算 $\rho_{(l_{t+1})}^{t+1}$ 及 DMUs 的效率值 θ_j^{t+1}。

步骤 4：重复步骤 3，直至求出最后时期 $t=T$ 时关键资源的需改进量 $\rho_{(l_T)}^T$。

步骤 5：运用 DP 方法计算 T 个时期内使有效 DMUs 增加 l 个，且使关键资源的总需改进量最大的最优值目标 ρ_Δ^*，并确定最优策略集 $\{l_t\}$。

8.3　实证研究及结果分析

8.3.1　DMUs 指标和数据

首都医科大学是北京市重点高等院校，现有 20 所临床医学院暨附属医院，其中有 10 所属于三甲综合医院，分别为：北京友谊医院（简称"友谊医院"）、北京胸科医院（简称"胸科医院"）、首都医科大学宣武医院（简称"宣武医院"）、北京朝阳医院（简称"朝阳医院"）、北京同仁医院（简称"同仁医院"）、北京世纪坛医院（简称"世纪坛医院"）、北京安贞医院（简称"安贞医院"）、北京天坛医院（简称"天坛医院"）、北京佑安医院（简称"佑安医院"）、北京地坛医院（简称"地坛医院"）。现将首都医科大学附属的 10 所三甲综合医院作为 DMUs，并运用本书提出的 DEA – DP 组合方法对其进行研究。为了提高系统整体的效率竞争力，并尽可能地平衡系统内各组成部分的发展，首都医科大学拟在 DEA 测算的效率现状的基础上在一定时期内使相对有效 DMUs 的个数增加到一定的数量；同时为了最大限度地优化资源，组织希望在效率提升过程中某种关键资源的需改进量最大。

本书选取 2008—2013 年为观察年。从 DEA 方法确定的生产可能集的角度出发，投入指标（x）和产出指标（y）之间应大致满足以下关系：①x 能生产 y；②y 是由 x 生产出来[11]。同时，现有运用 DEA 方法测算医院效率的文献中，投入指标主要包括床位数、职工总数、医疗支出、固定资产总值及专用设备总值等，产出指标主要包括门诊人次数、急诊人次数、住院床日数、手术次数、检查人次等[47,70]。在这些投入指标中最重要的即为人力、物力、资金；而产出指标中最重要的当属医院最初始为患者提供服务的产出——门诊人次与急诊人次。又考虑到 DEA 方法要求投入产出指标的数量要少于 DMUs 数量的一半[87]，且门诊人次数和急诊人次数的性质又相同，因此可将二者加和构成门急诊人次。同时，鉴于本书运用该案例主要为证明 DEA – DP 组合方法的可行性与有效性，故最终将医院的投入和产出指标分别确定为 3 种和 1 种。3 种投入指标分别从人、财、物的角度确定为职工数、本年度购置医疗设备总值和床位数；1 种产出指标为门急诊人次。同时考虑到产出指标（门急诊人次）更易受到环境因素的影响，因此将投入指标——职工数、本年度购置医疗设备总值和床位数作为可控变量，即组织可以完全控制的变量；产出指标——门急诊人次作为组织不可控制的环境变量。本书收集了首都医科大学附属的 10 所三甲综合医院 2013 年的三种投入指标数据和 2008—2013 年的产出指标数据。样本数据均来源于《北京卫生年鉴 2009—2014》。

8.3.2 DEA – DP 组合方法的运用

（1）运用 DEA 方法测算初始时期效率

将 2013 年作为初始时期，从技术效率的角度综合考虑 DMUs 的相对效率，并基于指标松弛改进的角度从投入资源优化配置的角度进行分析，故选择 DEA 方法中规模收益不变的投入导向 SBM（SBM – I – C）模型测算效率，用软件 DEA Solver Pro5.0 进行求解。运行 SBM – I – C 模型测算的 10 所三甲综合医院的相对效率值及投影值如表 8.1 和表 8.2 所示。

表 8.1　10 所医院 2013 年的效率值

序号	决策单元	Score	Rank	序号	决策单元	Score	Rank
1	友谊医院	1	1	6	世纪坛医院	0.577	5
2	胸科医院	0.180	10	7	安贞医院	0.755	4
3	宣武医院	1	1	8	天坛医院	0.435	7
4	朝阳医院	1	1	9	佑安医院	0.263	9
5	同仁医院	0.551	6	10	地坛医院	0.329	8

由表 8.1 可得，2013 年首都医科大学附属的 10 所三甲综合医院中，相对有效的 DMUs 个数为 3 个（友谊医院、宣武医院和朝阳医院），其中效率值低于 0.5 的 DMUs 有 4 个，分别为胸科医院、佑安医院、地坛医院和天坛医院。结合表 8.2 可得，无效 DMUs 的本年度购置医疗设备总值需改进比例均是 3 种投入指标中需改进比例最大的指标。因此，从系统的角度出发，首都医科大学在提升效率的同时为了平衡组织内部的发展，希望在未来三年内（即 2014—2016 年）将 4 所效率值低于 0.5 的医院提升为相对有效单元，并假定提升的顺序为优先提升效率值最低的医院。同时，一方面考虑到投入指标——本年度购置医疗设备总值为影响效率的关键因素，另一方面，结合实际情况，由于职工数和床位数在较短时期内进行大幅度调整的可能性较小，因此，最终确定关键资源为本年度购置医疗设备总值。

（2）运用组合方法计算各阶段指标值

由上述结果可得，在该实证研究中，计划实施时期 $T = 3$，即 2014—2016 年，拟增加的有效 DMUs 个数 $l = 4$；目标 DMUs 及按照效率值从小到大的改进顺序为：胸科医院、佑安医院、地坛医院和天坛医院。

表8.2 10所医院在2013年各投入指标的投影值

序号	决策单元 I/O	Data	Score		
			Projection	Difference	%
1	友谊医院	1			
	职工数/人	3 261	3 261	0	0.00%
	本年度购置医疗设备总值/万元	6 879.73	6 879.73	0	0.00%
	床位数/张	1 104	1 104	0	0.00%
2	胸科医院	0.180 191			
	职工数/人	898	236.766 8	−661.233 19	−73.63%
	本年度购置医疗设备总值/万元	4 079.18	271.558 5	−3 807.621 5	−93.34%
	床位数/张	533	112.111 83	−420.888 17	−78.97%
3	宣武医院	1			
	职工数/人	2 745	2 745	0	0%
	本年度购置医疗设备总值/万元	23 396.83	23 396.83	0	0%
	床位数/张	1 147	1 147	0	0%

续表

序号	决策单元 I/O	Data	Score		
			Projection	Difference	%
4	朝阳医院	1			
	职工数/人	3 964	3 964	0	0%
	本年度购置医疗设备总值/万元	4 546.49	4 546.49	0	0%
	床位数/张	1 877	1 877	0	0%
5	同仁医院	0.551 015			
	职工数/人	3 461	2 690.331	−770.668 88	−22.27%
	本年度购置医疗设备总值/万元	38 086	3 085.662	−35 000.338	−91.90%
	床位数/张	1 603	1 273.903	−329.097	−20.53%
6	世纪坛医院	0.577 16			
	职工数/人	2 302	1 732.277	−569.723 16	−24.75%
	本年度购置医疗设备总值/万元	8 516.7	1 986.826	−6 529.873 7	−76.67%
	床位数/张	1 100	820.253 2	−279.746 82	−25.43%

续表

序号	决策单元 I/O	Data	Score		
			Projection	Difference	%
7	安贞医院	0.755 062			
	职工数/人	2 877	2 515.014	−361.986 39	−12.58%
	本年度购置医疗设备总值/万元	8 287.49	3 240.452	−5 047.037 9	−60.90%
	床位数/张	1 141	1 141	0	0.00%
8	天坛医院	0.434 573			
	职工数/人	2 570	1 417.725	−1 152.274 9	−44.84%
	本年度购置医疗设备总值/万元	9 660.05	1 626.053	−8 033.997 3	−83.17%
	−41.63%	床位数/张	1 150	671.309 3	−478.690 72
9	佑安医院	0.263 0			
	职工数/人	1 673	543.720 1	−1 129.279 9	−67.50%
	本年度购置医疗设备总值/万元	6 147.74	623.617 0	−5 524.123	−89.86%
	床位数/张	710	257.457 8	−452.542 23	−63.74%

续表

序号	决策单元 I/O	Data	Score		
			Projection	Difference	%
	地坛医院	0.329 272			
10	职工数/人	1 142	574.606 6	-567.393 41	-49.68%
	本年度购置医疗设备总值/万元	5 242.6	659.042 2	-4 583.557 8	-87.43%
	床位数/张	758	272.082 9	-485.917 11	-64.11%

阶段指标值 $\rho^t_{(l_t)}$ 是指在 t 时期增加 l_t 个 DMUs 时，关键资源本年度购置医疗设备总值需改进量。在研究中结合实际情况提出一些基本假设：①DMUs 不为拟改进目标 DMUs 时，其各项投入指标值保持不变。即在研究中，假设不为改进目标 DMUs 时，其可控变量——投入指标在计划实施期内保持不变。②所有 DMUs 的产出指标——门急诊人次由于其不可控性，假设其在计划期内根据市场变化规律而变化。在研究中，用 DMUs 在2008—2013 年的门急诊人次年平均变化量表示其年变化规律。③提升目标DMUs 的效率时，组织不考虑其他投入资源的制约。即假设可控变量职工数和床位数可以根据需要进行改进。④不考虑资金的时间价值。计算阶段指标 $\rho^t_{(l_t)}$ 时，不考虑资金的时间价值与机会成本。运用 8.2.4 部分提出的DEA – DP 组合方法算法的步骤 2~4，计算各阶段指标值 $\rho^t_{(l_t)}$，如表 8.3 ~ 表8.5 所示。

表 8.3 $\rho^1_{(l_1)}$ 值 万元

$\rho^1_{(l_1)}$	l_1				
	0	1	2	3	4
$t = 1$	0	3 874.85	9 444.57	14 170.97	22 329.96

表 8.4 $\rho^2_{(l_2)}$ 值 万元

$\rho^2_{(l_2)}$		l_2				
		0	1	2	3	4
$t = 2$	$l_1 = 0$	0	3 861.05	9 407.89	14 072.95	22 256.02
	$l_1 = 1$	56.65	5 612.38	10 538.85	18 743.76	–
	$l_1 = 2$	93.39	6 126.02	14 344.90	–	–
	$l_1 = 3$	4 426.97	12 684.47	–	–	–
	$l_1 = 4$	4 525.48		–	–	–

表 8.5　$\rho^3_{(l_3)}$ 值

$\rho^3_{(l_3)}$		l_3				
		0	1	2	3	4
$t=3$	$l_1=0,\ l_2=0$	–	–	–	–	23 903.26
	$l_1=0,\ l_2=1$	–	–	–	20 741.54	
	$l_1=0,\ l_2=2$	–	–	15 796.55	–	
	$l_1=0,\ l_2=3$		12 668.37	–	–	
	$l_1=0,\ l_2=4$	4 485.29				
	$l_1=1,\ l_2=0$	–	–	–	21 880.39	
	$l_1=1,\ l_2=1$	–	–	17 184.65	–	
	$l_1=1,\ l_2=2$	–	12 472.74	–	–	
	$l_1=1,\ l_2=3$	4 267.83	–	–	–	
	$l_1=2,\ l_2=0$	–	–	17 228.77	–	
	$l_1=2,\ l_2=1$	–	11 408.64	–	–	
	$l_1=2,\ l_2=2$	3 189.77	–	–	–	
	$l_1=3,\ l_2=0$	–	8 638.00	–	–	
	$l_1=3,\ l_2=1$	380.50	–	–	–	
	$l_1=4,\ l_2=0$	380.50	–	–	–	

（3）运用 DP 方法进行多阶段决策

将计算得到的各阶段指标值，用网络图的形式表示，如图 8.1 所示。网络图中 2014 年、2015 年和 2016 年代表 3 个阶段，点 A 为起始点，点 D 为终点。其中，点 B 族和点 C 族分别代表时期 2014 年和 2015 年的终点，B 和 C 的下标分别表示其前一时期（依次）改进为有效 DMUs 的个数 l_t。运用逆序解法，得最优目标值 $\rho^*_\Delta = 27\ 235.94$（万元）；其中策略集为 $\{3,0,1\}$、$\{3,1,0\}$ 和 $\{4,0,0\}$，图 8.1 中的粗线表示最优路径。

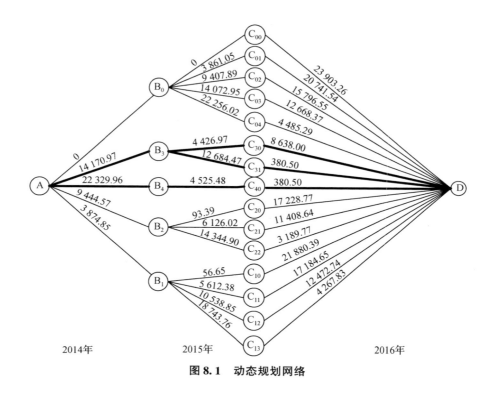

图 8.1　动态规划网络

8.3.3　结果分析

　　将首都医科大学视为一个系统，附属的 10 所三甲综合医院作为组成部分，并运用 SBM - I - C 模型对其相对效率进行评价。研究结果得出，初始时期（2013 年）10 所医院中 DEA 有效的医院仅为 3 所；效率值位于最后四位的胸科医院、佑安医院、地坛医院和天坛医院的效率值均低于 0.5，最低的胸科医院的相对效率值仅为 0.180。从各投入指标的投影值可知，投入指标本年度购置医疗设备总值的冗余比例在所有无效 DMUs 中均最大。运用 DEA - DP 组合方法，得出首都医科大学在实现提升 4 所附属医院为 DEA 有效的效率目标时，关键资源——本年度购置医疗设备需改进量的最优目标值为 27 235.94 万元。该数据表明，首都医科大学在 2014—2016 年，使胸科医院、佑安医院、地坛医院和天坛医院达到相对有效时，本年度购置医疗设备总值最大可节约量为 27 235.94 万元。实现最优目标的策略集包括｛3,0,1｝、｛3,1,0｝和｛4,0,0｝，其对应的具体方案为：

①｛3,0,1｝表示在 2014 年使有效医院的个数增加 3 个，2015 年增加 0 个、2016 年增加 1 个。结合图 8.1 和表 8.3 ~ 表 8.5 可得，在 2014 年使胸科医院、佑安医院和地坛医院实现相对有效时，关键资源本年度购置医疗设备总值可节约量为 14 170.97 万元；在 2015 年保持 2014 年相对有效的医院仍为有效时，可节约量为 4 426.97 万元；在 2016 年实现天坛医院为相对有效时，需节约量为 8 638 万元。

②｛3,1,0｝表示在 2014 年使有效医院的个数增加 3 个，2015 年增加 1 个、2016 年增加 0 个。同样结合图 8.1 和表 8.3 ~ 表 8.5 可得，在 2014 年使胸科医院、佑安医院和地坛医院实现相对有效时，关键资源本年度购置医疗设备总值可节约量为 14 170.97 万元；在 2015 年实现天坛医院为相对有效时可节约量为 12 684.47 万元；在 2016 年保持 2015 年相对有效的医院仍为 DEA 有效时，需节约量为 380.5 万元。

③｛4,0,0｝表示在 2014 年使 4 所目标医院均实现 DEA 有效，在 2015年和 2016 年则保证 2014 年有效的 DMUs 仍为有效。此时，在 2014—2016年关键资源本年度购置医疗设备总值的可节约量分别为 22 329.96 万元、4 525.48 万元和 380.5 万元。

三个方案均可以实现首都医科大学在 2014—2016 年使其 DEA 相对有效的医院个数增加到 7 所、关键资源——本年度购置医疗设备总值的可节约量达到最大的目标。由上可得，各方案在各时期可节约的关键资源量则并不完全相同，因此，组织可以根据实际情况选择最满意的资源规划路径。

8.4　本章小结

本章从组织的系统角度出发，提出了基于效率现状，提升组织整体效率竞争力的资源规划方法——DEA - DP 组合方法，并给出了该方法的算法。DEA - DP 组合方法的基本思想是运用 DEA 方法测算 DMUs 的相对效率，并在现有效率的基础上从系统的角度提出组织效率提升的目标及影响效率的关键资源；进一步从资源规划的角度，运用 DP 方法进行决策与分析。一方面，DEA 方法在测算效率的同时，各指标的投影值为无效 DMUs 的效率提升提供了明确的改进目标值。这一目标值刚好为组织进行资源的动态规划提供了阶段指标值。因此，DEA – DP 组合方法在理论上具有可行性。另一方面，研究给出组合方法的算法，并运用简化的案例从实际操作的层面对该方法的应用进行了分析，故 DEA – DP 组合方法具有极强的实践性。

本章以首都医科大学为例，将其视为一个系统，其附属的 10 所三甲综合医院视为组成部分，运用 DEA – DP 组合方法进行了实证研究。在研究中，以 2013 年为初始时期，首先运用 SBM – I – C 模型测算了 10 所医院 2013 年的相对效率，并确定效率提升目标和关键资源。确定的效率提升目标为：在 2014—2016 年将相对效率值低于 0.5 的胸科医院、佑安医院、地坛医院和天坛医院依次提升为 DEA 有效医院；关键资源为本年度购置医疗设备总值。其次，运用 DEA – DP 组合方法的算法计算得出各时期的阶段指标值。最后，根据各阶段指标值绘制得到该资源规划问题的网络图，并运用 DP 方法的逆序解法求得最优目标值为 27 235.94 万元，策略集为{3,0,1}、{3,1,0}和{4,0,0}。即首都医科大学在 2014—2016 年使 4 所目标医院实现相对有效时，可以节约的本年度购置医疗设备总值最大为 27 235.94 万元。具体实施方案则包括：①{3,0,1}，即在 2014 年使胸科医院、佑安医院和地坛医院实现有效；2016 年使天坛医院实现有效。②{3,1,0}，在 2014 年使胸科医院、佑安医院和地坛医院实现有效，2015 年使天坛医院实现有效。③{4,0,0}，在 2014 年实现 4 所目标医院的相对有效。研究结果表明，提出的 DEA – DP 组合方法具有较强的实践意义，同时还可为国家的相关部门或类似组织（如医院管理部门、教育部门、集团公司等）基于效率的决策提供一定管理思路与借鉴。

第四篇　结　论

第 9 章　结论与展望

9.1　研究结论

随着健康中国战略的深入实施，以及新医疗卫生体制改革的不断深化推进，我国医疗卫生服务事业取得了显著成效。但在现阶段，"看病难"的问题依然存在，尤其在大医院"一号难求"的现象仍然普遍存在，而导致这一问题发生的根本原因是供不应求。供不应求，一方面可能是其供给本身的增加跟不上需求的增长速度，另一方面可能是由于对供给的管理或分配不合理而使得其并不能与需求进行很好的匹配。运用 DEA 方法对医疗卫生服务的效率进行评价，不仅可以充分了解我国医疗卫生服务效率的现状，同时还可以为资源的有效配置提供依据，进而为效率的改进提供一定的政策建议与指导。本书在新医疗卫生体制改革的背景下，基于质量、公平的视角，系统研究了我国医疗卫生服务效率的动态评价及改进问题。

①为了更好地对新医疗卫生体制改革实施前后我国医疗卫生服务效率的发展变化趋势进行分析，本书基于 Tone 和 Tsutsui[29] 提出的 DSBM 模型，从各时期效率最优的角度，构建了 DtSBM 模型。DtSBM 模型的最优目标为使 DMUs 在 t 时期的效率最优，根据所有 t 时期的效率值加权平均确定 DMUs 在所有时期的整体效率。该模型测算得出的效率值可以准确反映效率在不同时期内的变化趋势，有利于反映新医疗卫生体制改革实施效果的变化情况。在研究过程中，我们以省（市、自治区）为决策单元，运用 DtSBM 模型对我国的 31 个省（市、自治区）（除港、澳、台）2008—2016 年的医疗卫生服务效率进行了动态评价。得出 31 个省（市、自治区）的

医疗卫生服务在新医疗卫生体制改革实施前后的 2008—2016 年的时期效率、整体效率、区域（东部、中部和西部）效率和部分相对无效地区的各指标需改进比例。研究结果表明：从对我国医疗卫生服务效率的动态分析结果来看，我国 2009 年开始实施的新医疗卫生体制改革具有显著效果；分区域而言，东部的医疗卫生服务效率最高，西部次之，中部最低。通过对各项指标需改进比例的分析，从投入指标和产出指标的松弛改进量提出了相对效率值较低的无效决策单元——山西省、黑龙江省、吉林省、辽宁省、内蒙古自治区和陕西省改进其医疗卫生服务效率的方向和目标。导致这六个省（市、自治区）的相对效率低下的主要原因是：期望变量存在严重短缺；投入指标——医疗卫生机构数、卫生人员数和医疗卫生机构床位数存在严重冗余，有的地区冗余程度甚至达到 69.4%，最小的冗余程度也为 32.4%，大部分都在 50%～60%。这一结论同时为第 5 章对我国医疗卫生资源分配的研究假设提供了理论依据。

②在第 3 章对我国的 31 个省（市、自治区）医疗卫生服务效率动态评价的基础上，提出了一种将质量指示值作为附加产出的效率评价方法。本书运用 TOPSIS 方法测算所有 DMUs 的相对质量指示值，并将其作为效率评价的产出之一。这不仅保证了质量在 DMUs 之间的可比性，同时可以综合测量 DMUs 包括质量在内的相对效率。在研究过程中，首先用 TOPSIS 方法测算了 31 个省（市、自治区）的质量指示值（Q），并将其作为一种产出运用第 3 章构建的 DtSBM 模型测算我国 31 个省（市、自治区）2008—2016 年考虑质量的医疗卫生服务效率（QE）。研究结果表明：总体而言，31 个省（市、自治区）在 2008—2016 年的质量指示值和考虑质量的相对效率值均呈增长趋势，且考虑质量的效率值大于不考虑质量的效率值，证明我国的新医疗卫生体制改革对医疗卫生服务质量的提升有显著的促进作用，且我国医疗卫生服务质量的提升水平高于效率的提升水平。同时，在研究过程中通过对不考虑质量和考虑质量的效率值的对比及质量指示值的变化趋势分析，对我国医疗卫生服务质量和效率的关系进行了实证分析。分析结果表明：当质量和相对效率存在绝对优势时，质量和效率之间直接进入动态的调整关系，直至二者实现均衡达到正向的相互促进，如东部地区；当相对效率并不存在绝对优势，而质量水平很低时，则质量与效率直接表现为正相关关系，直至质量达到一定的水平，二者进入动态调整的阶

段，最终实现均衡，如西部地区；当相对效率很低，而质量水平具有一定优势时，质量对效率则具有显著的促进作用，如中部地区。从长远而言，质量与效率存在正向的促进关系。这一结论可为国家或地方综合考虑质量和效率的医疗卫生服务发展战略提供一定的理论依据。

③为了更全面地分析外部环境变量对医疗卫生服务效率的影响，本书分别运用 Tobit 回归和 fsQCA 方法构建了所选择的环境变量对我国医疗卫生服务效率的净效应和组合效应解释模型。在研究过程中，首先立足于宏观角度，从人民生活水平、政府对医疗卫生服务的重视程度和医疗发展（服务）水平三个方面选择了 8 个环境变量，并研究这些环境变量对效率的影响。Tobit 回归的净效应解释模型表明：同一变量对不考虑质量和考虑质量的效率的影响并不完全一致，甚至完全相反。fsQCA 的解释模型则表明：对于经济和医疗服务水平发达的省（市、自治区），政府的重视与支持力度不高也不会影响其相对高效率；但对于经济和医疗服务水平不发达的省（市、自治区），政府的重视和支持力度则直接决定了其相对效率的高低。在研究过程中，本书综合分析了环境变量对医疗卫生服务效率的影响作用及变量的不同组合对效率改进的组合路径。研究结论为相关省（市、自治区）改进医疗卫生服务效率的方向提供了一定的理论指导与具体建议。

④在我国一方面不断加大医疗卫生服务的投入，另一方面"一号难求"的现象又屡见不鲜，因此如何高效利用现有的资源使得医疗卫生服务的总供给增加是我国现阶段面临的主要问题之一。同时，我国医疗卫生服务作为一项保障人民健康的公共事业，它具有公益性的特点，因此国家对其进行投入时还应考虑其资源分配的公平性。基于这些实际问题，本书在现有提出的效率视角下的资源配置模型的基础上，考虑资源分配的公平性，构建了效率视角下考虑公平的资源配置模型。该模型具有帕累托有效解，同时在目标函数中引入考虑公平性的资源分配偏差变量，因此该模型不仅避免了其多解性问题，同时衡量了资源分配对 DMUs 自身的公平性及对其他 DMUs 的公平性。运用构建的模型对我国 2017 年的医疗资源分配问题进行研究，结果显示产出指标卫生总收入增加了 2 844 028 万元，诊疗人次数增加了 1 433 119 941 人次，分别增加了 0.86% 和 18.07%。分析各省（市、自治区）的资源分配偏差值可得：对于发达省（市、自治区）而言，

通过增加投入以追求产出最大化的效果并不显著，更应该从纯技术效率的改进以实现其技术效率的改进；而对于资源分配偏差呈负值的省（市、自治区）而言，关键资源投入的同等增加会带来更明显的产出增加，即其技术效率的改进可通过规模效率的增加来实现。这一结论可为国家有关部门的资源分配决策提供一定的理论支撑与政策建议。

⑤科学决策和高效率成为组织获得竞争力的关键因素，在实践中管理者往往为了追求眼前的短暂利益而通过牺牲效率来达到决策优化的目的。因此，如何在保证效率甚至提高效率的基础上使管理者不断优化其决策，是理论研究和实践领域都比较关注的问题。本书基于 DEA 方法和 TOPSIS 方法的特性，提出了基于效率进行多属性决策的 DEA – TOPSIS 组合方法。DEA 方法不仅可以测算相对效率，还可以求得相对无效决策单元各指标的松弛改进量，这保证了 DEA – TOPSIS 组合方法在理论上的可行性，并以首都医科大学为例，运用该方法进行了实证研究。假设首都医科大学为了提高其附属的 10 所三甲综合医院整体的效率竞争力，希望在 2013 年效率的基础上通过最小的各指标松弛改进总量实现有效 DMUs 的个数增加。在研究过程中，基于实际情况，首先运用 DEA 方法测算了 10 所三甲综合医院的相对效率及各指标的松弛改进量；其次，综合分析确定提升效率的决策目标及备选方案，最终确定 10 个备选方案；最后运用 TOPSIS 方法，对 10 个备选方案进行排序，确定最优方案为选择同仁医院和天坛医院作为效率提升的目标。研究结果证明：DEA – TOPSIS 组合方法可为国家有关部门或相似组织（如医院、管理局、教育局、集团公司等）基于效率提升的决策优化提供一定的思路与借鉴。

⑥资源的稀缺性要求管理者必须通过科学的方式将有限的资源进行合理的配置，从而实现资源效用的最大化。我国的医疗卫生服务同样面临着医疗资源利用效率低下的问题。尤其对于一个组织而言，如何在各分部门（分公司）之间进行资源的优化配置尤为重要。基于此，本书提出了用于组织效率评价及资源配置的 DEA – DP 组合方法，并给出了该方法的贪婪算法。该方法的基本思想是基于 DEA 测算的组织系统内部 DMUs 的相对效率值，确定影响效率的关键资源，并运用 DP 方法实现组织未来一定时期内对该关键资源的最优规划。研究以首都医科大学附属 10 所三甲综合医院作为 DMUs，运用提出的 DEA – DP 组合方法对其进行了实证研究。在研究

中假设首都医科大学旨在从系统的角度提升相对效率较低的附属医院，同时考虑到投入指标中的职工数和床位数在较短时期内无法进行大幅度调整，故确定提升效率的关键资源为本年度购置医疗设备总值。实证研究结果给出了三个无差别方案供首都医科大学实现其整体效率的最优，三种方案提供了更加符合实际的选择，可供组织根据实际情况选择最优的方案。该研究为国家相关部门或类似组织（如医院管理部门、教育部门、集团公司等）基于效率的决策提供了一定的管理思路与理论支撑。

9.2 研究展望

在我国 2009 年正式开始实施的新医疗卫生体制改革背景下，基于质量、公平的视角，本书围绕我国医疗卫生服务效率的评价与改进问题，一方面对我国的 31 个省（市、自治区）2008—2016 年的医疗卫生服务效率进行了动态评价；另一方面，在现有效率评价的基础上，分别从资源配置和外部环境因素影响的角度对我国医疗卫生服务效率的改进方法和路径进行了研究。本书围绕实际问题展开研究，并根据研究需要对相关方法、模型和理论进行了一定的扩展与改进。具体而言，本书的研究不仅对我国医疗卫生服务的效率评价和改进进行了系统的分析与研究，还为我国医疗卫生服务的发展提供了一定的理论支撑与政策建议；同时，在一定程度上扩展了 DEA 理论和方法。

但是，在研究过程中为了简化模型，本书提出了一些假设，根据研究目的有选择地选取了一些相关变量和环境因素进行了分析，因此，相关研究尚有进一步研究的空间。未来的研究可以从以下三个方面进一步展开：

①本书在运用构建的 DtSBM 模型对我国医疗卫生服务效率进行动态评价时，假设不同时期、投入指标和产出指标的权重均为 1；运用构建的效率视角下考虑公平的资源配置模型对我国医疗卫生资源进行分配时，假设目标函数中的多个目标具有同等的优先级。未来可以根据决策的侧重点及研究目的，为时期、投入指标、产出指标及不同的目标赋予不同的权重。

②本书在运用提出的效率视角下考虑公平的资源配置模型对我国的医疗卫生服务资源分配时，用按地区人口成比例分配的值来确定预期分配

量，没有考虑其他因素的影响，未来可以根据研究目的从不同的角度确定资源的预期分配指标值。

③本书在对我国医疗卫生服务效率的外部环境因素的影响进行分析时，仅从本书关注的人民生活水平、政府对医疗卫生服务的重视程度和医疗发展（服务）水平三个角度选择了 8 个环境变量，未来可以从不同的角度，如各地区的经济发展水平、居民特征（如年龄结构、文化水平等）、体育事业发展水平等，对我国医疗卫生服务效率的外在影响因素进行更加全面的分析。

参 考 文 献

［1］卞亦文．基于 DEA 理论的环境效率评价方法研究 ［D］.合肥：中国科学技术大学，2006.

［2］李勇军．基于 DEA 理论的固定成本分摊方法研究 ［D］.合肥：中国科学技术大学，2008.

［3］COOK W D, HARRISON J, IMANIRAD R, et al. Data envelopment analysis with non – homogeneous DMUs ［J］. Operations Research, 2013, 61 (3): 666 – 676.

［4］IMANIRAD R, COOK W D, AVILES – SACOTO S V, et al. Partial input to output impacts in DEA：the case of DMU – specific impacts ［J］. European Journal of Operational Research, 2015, 244 (3): 837 – 844.

［5］盛昭瀚，朱乔，吴广谋．DEA 理论、方法与应用 ［M］. 北京：科学出版社，1996.

［6］ZHU J. Quantitative models for performance evaluation and benchmarking data envelopment analysis with spreadsheets ［M］. 2nd ed. New York：Springer Science + Business Media, 2010.

［7］CHARNES A, COOPER W W, RHODES E. Measuring the efficiency of decision making units ［J］. European Journal of Operational Research, 1978, 2 (6): 429 – 444.

［8］魏权龄．评价相对有效性的数据包络分析模型：DEA 和网络 DEA ［M］. 北京：中国人民大学出版社，2012.

［9］BANKER R D, CHARNES A, COOPER W W. Some models for estimating technical and scale inefficiencies in data envelopment analysis ［J］. Management Science, 1984, 30 (9): 1078 – 1092.

［10］ CHARNES A, COOPER W W. Programming with linear fractional functional ［J］. Naval Research Logistics Quarterly, 1962, 15：333 －334.

［11］ 成刚. 数据包络分析方法与 MaxDEA 软件 ［M］. 北京：知识产权出版社, 2014.

［12］ TONE K. A slacks － based measure of efficiency in data envelopment analysis ［J］. European Journal of Operational Research, 2001, 130 （3）：498 －509.

［13］ YU J. Avoidable mortality and healthcare expenditure in OECD countries：DEA and SFA methods to health expenditure efficiency ［J］. Journal of Advances in Social Science and Humanities, 2016, 2 （5）：25 －36.

［14］ AIGNER D, LOVELL C A K, SCHMIDT P. Formulation and estimation of stochastic frontier production function models ［J］. Journal of Econometrics, 1977, 6 （1）：21 －37.

［15］ 姚红, 胡善联, 曹建文. 上海市 45 家医院供给的技术效率评价 ［J］. 中国医院管理, 2003, 23 （5）：9 －11.

［16］ 宁岩, 任茜. 随机前沿生产函数在乡镇卫生院服务效率测量中的应用 ［J］. 中国卫生经济, 2005, 24 （3）：18 －19.

［17］ 郑文, 张建华. 我国医疗卫生体系技术效率影响因素研究：基于随机前沿距离函数模型 ［J］. 中国卫生经济, 2012, 31 （12）：30 －32.

［18］ 申曙光, 郑倩昀. 中国的健康生产效率及其影响因素研究 ［J］. 中山大学学报 （社会科学版）, 2017, 57 （6）：153 －166.

［19］ 郎颖. 新医疗卫生体制改革前后宁夏县乡两级医疗机构运行效率评价研究 ［D］. 济南：山东大学, 2015.

［20］ JAT T R, SEBASTIAN M S. Technical efficiency of public district hospitals in Madhya Pradesh, India：a data envelopment analysis ［J］. Global Health Action, 2017, 6 （3）：1 －8.

［21］ CHANG H, CHANG W J, DAS S, et al. Health care regulation and the operating efficiency of hospitals：evidence from Taiwan ［J］. Journal of Accounting and Public Policy, 2004, 23 （6）：483 －510.

［22］ RETZLAFFROBERTS D, CHANG C F, RUBIN R M. Technical

efficiency in the use of health care resources: a comparison of OECD countries [J]. Health Policy, 2004, 69 (1): 55 – 72.

[23] PILYAVSKYY A, ARONSON W, MATSIV Y. Comparative analysis of healthcare performance in west and south regions of Ukraine [J]. Comparative Economic Research, 2016, 19 (5): 143 – 155.

[24] SHERMAN H D. Hospital efficiency measurement and evaluation. Empirical test of a new technique [J]. Medical Care, 1984, 22 (10): 922 – 938.

[25] SEXTON T R, SILKMAN R H, HOGAN A J. Data envelopment analysis: critique and extensions [J]. New Directions for Program Evaluation, 1986, 32: 73 – 105.

[26] CHARNES A, COOPER W W, WEI Q L, et al. Cone ratio data envelopment analysis and multi – objective programming [J]. International Journal of Systems Science, 1989, 20 (7): 1099 – 1118.

[27] ANDERSEN P, PETERSEN N C. A procedure for ranking efficient units in data envelopment analysis [J]. Management Science, 1993, 39 (10): 1261 – 1264.

[28] FÄRE R, GROSSKOPF S. Intertemporal production frontiers: with dynamic DEA [M]. Berlin: Springer Netherlands, 1996.

[29] TONE K, TSUTSUI M. Dynamic DEA: a slacks – based measure approach [J]. Omega, 2010, 38 (3): 145 – 156.

[30] ATICI K B, PODINOVSKI V V. Using Data envelopment analysis for the assessment of technical efficiency of units with different specializations: an application to agriculture [J]. Omega, 2015, 54: 72 – 83.

[31] CHRISTOPOULOS A G, DOKAS I G, KATSIMARDOU S, et al. Investigation of the relative efficiency for the Greek listed firms of the construction sector based on two DEA approaches for the period 2006 – 2012 [J]. Operational Research, 2016, 16 (3): 423 – 444.

[32] AMIN G R, HAJJAMI M. Application of optimistic and pessimistic OWA and DEA methods in stock selection [J]. International Journal of Intelligent Systems, 2016, 31 (12): 1220 – 1233.

［33］ LEE B L, WORTHINGTON A C. A network DEA quantity and quality – orientated production model：an application to Australian university research services ［J］. Omega, 2015, 60：26 – 33.

［34］ ZERVOPOULOS P D, BRISIMI T S, EMROUZNEJAD A, et al. Performance measurement with multiple interrelated variables and threshold target levels：evidence from retail firms in the US ［J］. European Journal of Operational Research, 2016, 250（1）：262 – 272.

［35］ DU J, WANG J, CHEN Y, et al. Incorporating health outcomes in Pennsylvania hospital efficiency：an additive super – efficiency DEA approach ［J］. Annals of Operations Research, 2014, 221（1）：161 – 172.

［36］ 李瑛, 曹立萍. 医疗卫生体制改革背景下医疗卫生机构效率动态评价 ［J］. 天津商业大学学报, 2016, 36（2）：10 – 13.

［37］ KAWAGUCHI H, TONE K, TSUTSUI M. Estimation of the efficiency of Japanese hospitals using a dynamic and network data envelopment analysis model ［J］. Health Care Management Science, 2014, 17（2）：101 – 112.

［38］ CORDERO J M, NUÑO – SOLINÍS R, ORUETA J F, et al. Technical efficiency assessment of public primary care providers in the Basque country（Spain）, 2010 – 2013 ［J］. Gaceta Sanitaria, 2016, 30（2）：104 – 109.

［39］ MITROPOULOS P, TALIAS M A, MITROPOULOS I. Combining stochastic DEA with bayesian analysis to obtain statistical properties of the efficiency scores：an application to Greek public hospitals ［J］. European Journal of Operational Research, 2015, 243（1）：302 – 311.

［40］ 彭代彦, 吴翔. 基于三阶段 DEA 模型的中国医疗卫生系统效率分析 ［J］. 统计与决策, 2014,（15）：91 – 93.

［41］ 秦江梅, 林春梅, 张丽芳, 等. 基层医疗卫生机构运营效率实证分析 ［J］. 中国卫生经济, 2017, 36（12）：59 – 63.

［42］ HARRINGTON C, MEARA J O. Report on California's nursing homes, home health agencies, and hospice programs ［R］. San Francisco：

Department of Social & Behavioral Sciences School of Nursing University of California San Francisco, 2004.

［43］FARSI M, FILIPPINI M. An empirical analysis of cost efficiency in non – profit and public nursing homes ［J］. Annals of Public and Cooperative Economics, 2004, 75 (3): 339 –365.

［44］ROLLINS J, LEE K, XU Y, et al. Longitudinal study of health maintenance organization efficiency ［J］. Health Services Management Research, 2001, 14 (4): 249 –262.

［45］DRAPER D A, SOLTI I, OZCAN Y A. Characteristics of health maintenance organizations and their influence on efficiency ［J］. Health Services Management Research an Official Journal of the Association of University Programs in Health Administration, 2000, 13 (1): 40 –56.

［46］SULKU S N. The health sector reforms and the efficiency of public hospitals in Turkey: provincial markets ［J］. European Journal of Public Health, 2012, 22 (5): 634 –638.

［47］庞瑞芝. 我国城市医院经营效率实证研究——基于 DEA 模型的两阶段分析 ［J］. 南开经济研究, 2006, (4): 71 –81.

［48］任洁. 机构养老服务效率研究——以厦门市为例 ［J］. 人口与经济, 2016, (2): 58 –68.

［49］仇蕾洁, 张雪文, 郑文贵, 等. 山东省社区卫生服务站医疗资源配置效率评价研究 ［J］. 中国卫生经济, 2017, 36 (11): 69 –71.

［50］王伟, 潘景香. 基于 DEA 模型的新疆生产建设兵团 14 家师级医院效率研究 ［J］. 中国卫生经济, 2013, 2013 (7): 78 –80.

［51］TIGGA N S, MISHRA U S. On measuring technical efficiency of the health system in India: an application of data envelopment analysis ［J］. Journal of Health Management, 2015, 17 (3): 285 –298.

［52］CETIN V R, BAHCE S. Measuring the efficiency of health systems of OECD countries by data envelopment analysis ［J］. Applied Economics, 2016, 48 (37): 3497 –3507.

［53］张晓岚, 刘朝. 我国医院效率的省域水平及影响因素分析——基于省际面板数据的 DEA – Tobit 估计 ［J］. 华东经济管理, 2014, (11):

172 – 176.

[54] 陈昭蓉, 宋宝香, 高山. 新医疗卫生体制改革背景下我国社区卫生服务效率变化与差异分解研究 [J]. 中国卫生事业管理, 2017, 34 (2): 94 –98.

[55] 杨帆, 傅昌, 姚业楠, 等. 湖北省县域医疗卫生资源技术效率与全要素生产率研究 [J]. 中国卫生资源, 2017, 20 (1): 60 –64.

[56] BHAGWAT R, SHARMA M K. Performance measurement of supply chain management: a balanced scorecard approach [J]. Computers & Industrial Engineering, 2007, 53 (1): 43 –62.

[57] LAINE J, LINNA M, HÄKKINEN U, et al. Measuring the productive efficiency and clinical quality of institutional long – term care for the elderly [J]. Health Care Management Science, 2005, 14 (2): 245 – 256.

[58] LAINE J, FINNESOVERI U H, BJÖRKGREN M, et al. The association between quality of care and technical efficiency in long – term care [J]. International Journal for Quality in Health Care: Journal of the International Society for Quality in Health Care, 2005, 17 (3): 259 – 267.

[59] GOK M S, SEZEN B. Analyzing the ambiguous relationship between efficiency, quality and patient satisfaction in healthcare services: the case of public hospitals in Turkey [J]. Health Policy, 2013, 111 (3): 290 – 300.

[60] 郝璐, 曹秀堂, 高筠, 等. 医院诊疗质量与医疗效率的综合评价 [J]. 中国卫生统计, 2006, 23 (3): 250 –251.

[61] OZCAN B. Health care benchmarking and performance evaluation [M]. New York: Springer, 2008.

[62] SHERMAN H D, ZHU J. Service productivity management: improving service performance using data envelopment analysis (DEA) [M]. New York: Springer, 2006.

[63] FERRIER G D, TRIVITT J S. Incorporating quality into the measurement of hospital efficiency: a double DEA approach [J]. Journal of

Productivity Analysis, 2013, 40 (3): 337－355.

[64] 陶春海. 中国医疗服务生产效率评价研究 [D]. 南昌: 江西财经大学, 2010.

[65] BATES L J, COLLEGE B, MUKHERJEE K, et al. Market structure and technical efficiency in the hospital services industry: a DEA approach [J]. Medical Care Research and Review, 2006, 63 (4): 499－524.

[66] CASTELLI A, STREET A, VERZULLI R, et al. Examining variations in hospital productivity in the English NHS [J]. European Journal of Health Economics, 2015, 16 (3): 243－254.

[67] HU H H, QI Q H, YANG C H. Analysis of hospital technical efficiency in China: effect of health insurance reform [J]. China Economic Review, 2012, 23 (4): 865－877.

[68] 汤明新, 孙庆文, 孙景海, 等. 71 所医院临床医学重点学科超效率与影响因素分析 [J]. 中国医院, 2010, 14 (3): 14－16.

[69] GREENE W H. Econometric analysis [M]. 7th ed. 北京: 中国人民大学出版社, 2013.

[70] CHOWDHURY H, ZELENYUK V. Performance of hospital services in Ontario: DEA with truncated regression approach [J]. Omega, 2016, 63: 111－122.

[71] SIMAR L, WILSON P W. Estimation and inference in two－stage, semi－parametric models of production processes [J]. Journal of Econometrics, 2007, 136 (1): 31－64.

[72] MITROPOULOS P, KOUNETAS K, MITROPOULOS I. Factors affecting primary health care centers' economic and production efficiency [J]. Annals of Operations Research, 2016, 247 (2): 807－822.

[73] SAMUT P K, CAFRI R. Analysis of the efficiency determinants of health systems in OECD countries by DEA and panel Tobit [J]. Social Indicators Research, 2016, 129 (1): 113－132.

[74] 杨永梅. 我国外资医疗机构经营效率实证研究——基于 DEA 模型的两阶段分析 [J]. 学术交流, 2012, (5): 68－72.

[75] 屠彦. 天津市公立医院医疗服务效率及其影响因素研究 [J]. 中国

卫生经济, 2017, 36 (2): 65 - 69.

[76] SIMAR L, WILSON P W. A general methodology for bootstrapping in non - parametric frontier models [J]. Journal of Applied Statistics, 2000, 27 (6): 779 - 802.

[77] PÉREZ - REYES R, TOVAR B. Measuring efficiency and productivity change (PTF) in the Peruvian electricity distribution companies after reforms [J]. Energy Policy, 2009, 37 (6): 2249 - 2261.

[78] HADJI B, MEYER R, MELIKECHE S, et al. Assessing the relationships between hospital resources and activities: a systematic review [J]. Journal of Medical Systems, 2014, 38 (10): 1 - 21.

[79] RAMIREZ - VALDIVIA M T, MATURANA S, SALVO - GARRIDO S. A multiple stage approach for performance improvement of primary healthcare practice [J]. Journal of Medical Systems, 2011, 35 (5): 1015 - 1028.

[80] NGUYEN J M, SIX P, ANTONIOLI D, et al. A simple method to optimize hospital beds capacity [J]. International Journal of Medical Informatics, 2005, 74 (1): 39 - 49.

[81] KRONEMAN M, SIEGERS J J. The Effect of hospital bed reduction on the use of beds: a comparative study of 10 European countries [J]. Social Science & Medicine, 2004, 59 (8): 1731 - 1740.

[82] SALTMAN R B, FIGUERAS J. Analyzing the evidence on European health care reforms [J]. Health Affairs, 1998, 17 (2): 85 - 108.

[83] 范洁, 黄晓光, 胡万进. 江苏省卫生资源发展状况与对策研究 [J]. 南京医科大学学报 (社会科学版), 2017, 17 (2): 90 - 93.

[84] SATO D, FUSHIMI K. Impact of teaching intensity and academic status on medical resource utilization by teaching hospitals in Japan [J]. Health Policy, 2012, 108 (1): 86 - 92.

[85] 李蕾, 饶佳艺, 何乐平, 等. 城乡医疗卫生资源配置公平与效率研究 [J]. 科技促进发展, 2017, 13 (7): 531 - 539.

[86] 黄海霞, 张治河. 基于 DEA 模型的我国战略性新兴产业科技资源配置效率研究 [J]. 中国软科学, 2015, (1): 150 - 159.

[87] 陈志兴, 沈晓初, 王萍, 等. 评价医院经济效益的力点 [J]. 中华医

院管理杂志, 1994, (12): 710 –713.

[88] 刘海英, 张纯洪. 中国城乡地区医疗卫生系统服务效率的对比研究 [J]. 中国软科学, 2011, (10): 102 –113.

[89] 张馨予. 基于公平与效率的我国卫生资源配置和服务供给研究 [D]. 天津: 天津医科大学, 2017.

[90] 董雪艳, 王铁男, 赵超. 企业资源的效用度量和匹配测度模型 [J]. 管理评论, 2016, (5): 107 –121.

[91] YAN H, WEI Q, HAO G. DEA models for resource reallocation and production input/output estimation [J]. European Journal of Operational Research, 2002, 136 (1): 19 –31.

[92] HADI – VENCHEH A, FOROUGHI A A, Soleimani – Damaneh M. A DEA model for resource allocation [J]. Economic Modelling, 2008, 25 (5): 983 –993.

[93] 安庆贤. 效率视角下的资源配置问题研究 [D]. 合肥: 中国科学技术大学, 2014.

[94] BEASLEY J E. Allocating fixed costs and resources via Data envelopment analysis [J]. European Journal of Operational Research, 2003, 147 (1): 198 –216.

[95] LOZANO S, VILLA G, ADENSO – DíAz B. Centralised target setting for regional recycling operations using DEA [J]. Omega, 2004, 32 (2): 101 –110.

[96] ASMILD M, PARADI J, PASTOR J. Centralized resource allocation BCC models [J]. Omega, 2009, 37 (1): 40 –49.

[97] LOTFI F H, NOORA A A, JAHANSHAHLOO G R, et al. Centralized resource allocation for enhanced Russell models [J]. Journal of Computational and Applied Mathematics, 2010, 235 (1): 1 –10.

[98] WU J, AN Q X. New approaches for resource allocation via DEA models [J]. International Journal of Information Technology and Decision Making, 2012, 11 (1): 103 –117.

[99] 雷西洋, 王金年, 李勇军, 等. 基于集中式模型的我国各地区及三大产业的 DEA 效率评价 [J]. 系统工程理论与实践, 2014, 34 (12):

3167 - 3174.

［100］RAGIN C. The comparative method：moving beyond qualitative and quantitative methods ［M］. Berkeley：University of California, 1987.

［101］RIHOUX B, LOBE B. The case for qualitative comparative analysis （QCA）：adding leverage for thick cross - case comparison ［M］. SAGE Publications Ltd, 2010.

［102］何俊志. 比较政治分析中的模糊集方法 ［J］. 社会科学, 2013, （5）：30 - 38.

［103］RAGIN C C. Fuzzy - set social science ［M］. Chicago：University of Chicago Press, 2000.

［104］赵晟珂, 巩天雷, 徐娜. 医疗卫生体制改革的博弈分析 ［J］. 运筹与管理, 2007, 16 （3）：109 - 113.

［105］李蕾, 李靖宇, 刘兵, 等. 医疗卫生服务模式与资源配置的国际比较 ［J］. 管理评论, 2017, 29 （03）：186 - 196.

［106］范德成, 李昊, 刘贇. 基于改进 DEA——以复相关系数为基准的滞后期的我国产业结构演化效率评价 ［J］. 运筹与管理, 2016, 25 （3）：195 - 203.

［107］JIANG S, WU W M, FANG P Q. Evaluating the effectiveness of public hospital reform from the perspective of efficiency and quality in Guangxi, China ［J］. Springerplus, 2016, 5 （1）：1 - 10.

［108］OZCAN Y A, KHUSHALANI J. Assessing efficiency of public health and medical care provision in OECD countries after a decade of reform ［J］. Central European Journal of Operations Research, 2017, 25 （2）：325 - 343.

［109］张爽, 肖树发, 潘晓艳, 等. 基于 DEA 的湖北省新医疗卫生体制改革前后医疗机构投入产出效率分析 ［J］. 医学与社会, 2018, 31 （01）：1 - 3.

［110］赵萌. 中国制造业生产效率评价：基于并联决策单元的动态 DEA 方法 ［J］. 系统工程理论与实践, 2012, 32 （6）：1251 - 1260.

［111］刘烨, 方立兵, 李冬昕, 等. 融资融券交易与市场稳定性：基于动态视角的证据 ［J］. 管理科学学报, 2016, 19 （1）：102 - 116.

［112］ TONE K, TSUTSUI M. Dynamic DEA with network structure: a slacks - based measure approach ［J］. Omega, 2014, 42 (1): 124 - 131.

［113］ LIU J S, LU L Y, LU W M. Research fronts in data envelopment analysis ［J］. Omega, 2016, 58: 33 - 45.

［114］ 李永立, 吴冲. 考虑非期望产出弱可处置性的随机 DEA 模型 ［J］. 管理科学学报, 2014, 17 (9): 17 - 28.

［115］ LANDETE M, MONGE J F, RUIZ J L. Robust DEA efficiency scores: a probabilistic/combinatorial approach ［J］. Expert Systems with Applications, 2017, (86): 145 - 154.

［116］ GUO C, WEI F, CHEN Y. A note on second order cone programming approach to two - stage network data envelopment analysis ［J］. European Journal of Operational Research, 2017, 263 (2): 733 - 735.

［117］ 安庆贤, 陈晓红, 余亚飞, 等. 基于 DEA 的两阶段系统中间产品公平设定研究 ［J］. 管理科学学报, 2017, 20 (1): 32 - 40.

［118］ 董四平, 左玉玲, 陶红兵, 等. 中国医院效率 DEA 研究分类与投入产出指标分析 ［J］. 中国卫生政策研究, 2014, 7 (10): 40 - 45.

［119］ COELLI T J. A Guide to DEAP Version 2.1: A Data Envelopment Analysis (computer) Program ［R］. Armidale: University of New England, 1996.

［120］ NAYAR P, OZCAN Y A. Data envelopment analysis comparison of hospital efficiency and quality ［J］. Journal of Medical Systems, 2008, 32 (3): 193 - 199.

［121］ DONABEDIAN A. Quality assessment and assurance: unity of purpose, diversity of means ［J］. Inquiry a Journal of Medical Care Organization Provision and Financing, 1988, 25 (25): 173 - 192.

［122］ MARSHALL G N, HAYS R D, MAZEL R. Health status and satisfaction with health care: results from the medical outcomes study ［J］. Journal of Consulting and Clinical Psychology, 1996, 64 (2): 380 - 390.

［123］ ARAH O A, WESTERT G P, HURST J, et al. A conceptual framework for the OECD health care quality indicators project ［J］. International Journal for Quality in Health Care, 2006, 1 (Suppl 1): 5 - 13.

[124] HEADLEY D E, MILLER S J. Measuring service quality and its relationship to future consumer behavior [J]. Journal of Health Care Marketing, 1993, 13 (4): 32 - 41.

[125] SGROI F, TRAPANI A M D, TESTA R, et al. Strategy to increase the farm competitiveness [J]. American Journal of Agricultural and Biological Science, 2014, 9 (3): 394 - 400.

[126] LI L, BENTONB W C. Hospital capacity management decisions: emphasis on cost control and quality enhancement [J]. European Journal of Operational Research, 2003, 146 (3): 596 - 614.

[127] LUPO T. A Fuzzy framework to evaluate service quality in the healthcare industry: an empirical case of public hospital service evaluation in Sicily [J]. Applied Soft Computing, 2016, 40: 468 - 478.

[128] GIARELLI G. IL malessere della medicina. un confronto internazionale [M]. Milan: FrancoAngeli, 2003.

[129] HWANG C L, YOON K. Multiple attribute decision making [M]. Berlin: Springer Berlin Heidelberg, 1981.

[130] 岳超源. 决策理论与方法 [M]. 北京: 科学出版社, 2003.

[131] SHANNON C E. Communication theory of secrecy systems [J]. Bell System Technical Journal, 1949, 28 (4): 656 - 715.

[132] DU T. Performance measurement of healthcare service and association discussion between quality and efficiency: evidence from 31 provinces of Chinese mainland [J]. Sustainability, 2018, 10 (1): 1 - 19.

[133] GROSSKOPF S. Statistical inference and nonparametric efficiency: a selective survey [J]. Journal of Productivity Analysis, 1996, 7 (2 - 3): 161 - 176.

[134] COELLI T J, RAO D S P, ODONNELL C J, et al. An introduction to efficiency and productivity analysis [M]. New York: Springer US, 2005.

[135] TSOLAS I E, CHARLES V. Green exchange - traded fund performance appraisal using slacks - based DEA models [J]. Operational Research, 2015, 15 (1): 51 - 77.

[136] NIU D, SONG Z, XIAO X, et al. Analysis of wind turbine micrositing efficiency: an application of two – subprocess data envelopment analysis method [J]. Journal of Cleaner Production, 2018, 170: 193 – 204.

[137] WANG J, ZHAO T. Regional energy – environmental performance and investment Strategy for China's non – ferrous metals industry: a non – radial DEA based analysis [J]. Journal of Cleaner Production, 2017, 163: 187 – 201.

[138] 陈凯华, 汪寿阳. 考虑环境影响的三阶段组合效率测度模型的改进及在研发效率测度中的应用 [J]. 系统工程理论与实践, 2014, 34 (7): 1811 – 1821.

[139] FRIED H O, SCHMIDT S S, YAISAWARNG S. Incorporating the operating environment into a nonparametric measure of technical efficiency [J]. Journal of Productivity Analysis, 1999, 12 (3): 249 – 267.

[140] 朱南, 卓贤, 董屹. 关于我国国有商业银行效率的实证分析与改革策略 [J]. 管理世界, 2004, (2): 18 – 26.

[141] 韩华为, 苗艳青. 地方政府卫生支出效率核算及影响因素实证研究——以中国 31 个省份面板数据为依据的 DEA – Tobit 分析 [J]. 财经研究, 2010, (05): 4 – 15 + 39.

[142] DIMAS G, GOULA A, SOULIS S. Productive performance and its components in Greek public hospitals [J]. Operational Research, 2012, 12 (1): 15 – 27.

[143] CAMPANELLA P, AZZOLINI E, IZZI A, et al. Hospital efficiency: how to spend less maintaining quality? [J]. Annali Dell Istituto Superiore Di Sanita, 2017, 53 (1): 46 – 53.

[144] RAGIN C C. The limitations of net – effects thinking [M]. New York: Springer US, 2006.

[145] STILLER S. The interplay of actor – related strategies and political context: a fuzzy – set QCA analysis of structural reforms in continental welfare states [J]. Journal of European Public Policy, 2017, 24 (1): 81 – 99.

［146］ ORTIZ P J C, MEDINA I. Paths to the recognition of homo – parental adoptive rights in the EU – 27: a QCA analysis ［J］. Contemporary Politics, 2016, 22 （1）: 40 – 56.

［147］ MOZAS – MORAL A, MORAL – PAJARES E, MEDINA – VIRUEL M J, et al. Manager's educational background and ICT use as antecedents of export decisions: a crisp set QCA analysis ［J］. Journal of Business Research, 2016, 69 （4）: 1333 – 1335.

［148］ VANELSLANDER T, SYS C, CARLAN V. Innovation among seaport operators: a QCA approach for determining success conditions ［J］. International Journal of Transport Economics, 2016, 43 （3）: 291 – 314.

［149］ KANE H, HINNANT L, DAY K, et al. Pathways to Program Success: A qualitative comparative analysis （QCA） of communities putting prevention to work case study programs ［J］. Journal of Public Health Management and Practice, 2017, 23 （2）: 104 – 111.

［150］ CHAI Y, SCHOON M. Institutions and government efficiency: decentralized irrigation management in China ［J］. International Journal of the Commons, 2016, 10 （1）: 21 – 44.

［151］ RAGIN C C. Redesigning social inquiry: fuzzy sets and beyond ［M］. Chicago: University of Chicago Press, 2008.

［152］ 夏鑫, 何建民, 刘嘉毅. 定性比较分析的研究逻辑——兼论其对经济管理学研究的启示 ［J］. 财经研究, 2014, 40 （10）: 97 – 107.

［153］ RIHOUX B, RAGIN C C. QCA 设计原理与应用: 超越定性与定量研究的新方法 ［M］. 杜运周, 李永发, 等. 北京: 机械工业出版社, 2017.

［154］ 蒋建忠. 模糊集合、质性比较与国关研究 ［J］. 国际政治科学, 2016, 1 （2）: 147 – 177.

［155］ 毛湛文. 定性比较分析（QCA）与新闻传播学研究 ［J］. 国际新闻界, 2016, 38 （4）: 6 – 25.

［156］ RAGIN C C. Set relations in social research: evaluating their consistency and coverage ［J］. Political Analysis, 2006, 14 （3）: 291 – 310.

［157］ MARX A，RIHOUX B，RAGIN C. The Origins，development，and application of qualitative comparative analysis：the first 25 years ［J］. European Political Science Review，2014，6（1）：115－142.

［158］ LIN R Y. Allocating fixed costs or resources and setting targets via data envelopment analysis ［J］. Applied Mathematics and Computation，2011，（13）：6349－6358.

［159］ COOK W D，ZHU J. Allocation of shared costs among decision making units：a DEA approach ［J］. Computers & Operations Research，2005，32（8）：2171－2178.

［160］ COOK W D，KRESS M. Characterizing an equitable allocation of shared costs：a DEA approach ［J］. European Journal of Operational Research，1999，119（3）：652－661.

［161］ DU J，COOK W D，LIANG L，et al. Fixed cost and resource allocation based on DEA cross－efficiency ［J］. European Journal of Operational Research，2014，235（1）：206－214.

［162］ ZHU Q Y，WU J，LI X C，et al. China's regional natural resource allocation and utilization：a dea－based approach in a big data environment ［J］. Journal of Cleaner Production，2017，（142）：809－818.

［163］ HATAMI－MARBINI A，BEIGI Z G，FUKUYAMA H，et al. Modeling centralized resources allocation and target setting in imprecise data envelopment analysis ［J］. International Journal of Information Technology and Decision Making，2015，14（6）：1189－1213.

［164］ WU H Q，DU S F，LIANG L，et al. A DEA－based approach for fair reduction and reallocation of emission permits ［J］. Mathematical and Computer Modelling，2013，58（5－6）：1095－1101.

［165］ WU J，AN Q X，ALI S，et al. DEA based resource allocation considering environmental factors ［J］. Mathematical and Computer Modelling，2013，58（5－6）：1128－1137.

［166］ SUN J S，FU Y L，JI X，et al. Allocation of emission permits using DEA－Game－Theoretic model ［J］. Operational Research，2017，17

(3): 867 – 884.

[167] AN Q X, WE Y, XIONG B B, et al. Allocation of carbon dioxide emission permits with the minimum cost for Chinese provinces in big data environment [J]. Journal of Cleaner Production, 2017, 142: 886 – 893.

[168] LI F, ZHU Q Y, LIANG L. Allocating a fixed cost based on a DEA – Game cross efficiency approach [J]. Expert Systems with Applications, 2018, 96: 196 – 207.

[169] JAHANSHAHLOO G R, SADEGHI J, KHODABAKHSHI M. Proposing a method for fixed cost allocation using DEA based on the efficiency invariance and common set of weights principles [J]. Mathematical Methods of Operations Research, 2017, 85 (2): 223 – 240.

[170] LOZANO S, VILLA G. Centralized resource allocation using data envelopment analysis [J]. Journal of Productivity Analysis, 2004, 22 (1): 143 – 161.

[171] FANG L. A generalized DEA model for centralized resource allocation [J]. European Journal of Operational Research, 2013, 228 (2): 405 – 412.

[172] KORHONEN P, SYRJÄNEN M. Resource allocation based on efficiency analysis [J]. Management Science, 2004, 50 (8): 1134 – 1144.

[173] LIU J S, LU L Y, LU W M, et al. A survey of DEA applications [J]. Omega, 2013, 41 (5): 893 – 902.

[174] HAELERMANS C, RUGGIERO J. Estimating technical and allocative efficiency in the public sector: A nonparametric analysis of Dutch schools [J]. European Journal of Operational Research, 2013, 227 (1): 174 – 181.

[175] EBRAHIMNEJAD A, TAVANA M, LOTFI F H, et al. A three – stage data envelopment analysis model with application to banking industry [J]. Measurement, 2014, 49: 308 – 319.

[176] 杜娟, 霍佳震. 基于数据包络分析的中国城市创新能力评价 [J]. 中国管理科学, 2014, 22 (6): 85 – 93.

[177] 陈聚祥, 曾培培, 陈亚运, 等. 基于 DEA 的全国中医类医疗卫生资

源配置效率评价［J］.中国卫生统计，2016，33（2）：271 - 273.

［178］薛晖，郑中华，谢启伟.基于多种 DEA 模型和 Gini 准则的效率评价方法——兼对我国高校运营绩效的评价［J］.中国管理科学，2014，22（004）：98 - 104.

［179］FÄRE R，GROSSKOPF S，LINDGREN B，et al. Productivity developments in Swedish hospitals：a Malmquist output index approach［M］//Data envelopment analysis：theory，methodology，and applications［M］. Boston：Springer Netherlands Publishers，1994.

［180］SUEYOSHI T，GOTO M. DEA environmental assessment in time horizon：Radial approach for malmquist index measurement on petroleum companies［J］. Energy Economics，2015，51：329 - 345.

［181］王晓东.产业升级和转移背景下广东工业行业效率变化实证研究——基于 Malmquist 指数的分析［J］.预测，2010（4）：75 - 80.

［182］徐建中，曲小瑜.装备制造业环境技术创新效率及其影响因素研究——基于 DEA - Malmquist 和 Tobit 的实证分析［J］.运筹与管理，2015，24（1）：246 - 254.

［183］MCDONALD J. Using least squares and tobit in second stage DEA efficiency analyses［J］. European Journal of Operational Research，2009，197（2）：792 - 798.

［184］ÇELEN A. Efficiency and productivity（TFP）of the Turkish electricity distribution companies：An application of two - stage（DEA & Tobit）analysis［J］. Energy Policy，2013，63：300 - 310.

［185］曾薇，陈收，周忠宝，等.金融监管对商业银行产品创新影响——基于两阶段 DEA 模型的研究［J］.中国管理科学，2016，24（5）：1 - 7.

［186］王有森，许皓，卞亦文.工业用水系统效率评价：考虑污染物可处理特性的两阶段 DEA［J］.中国管理科学，2016，24（3）：169 - 176.

［187］CHEN Y，LI K W，XU H，et al. A DEA - TOPSIS method for multiple criteria decision analysis in emergency management［J］. Journal of Systems Science and Systems Engineering，2009，18（4）：489 - 507.

［188］ZEYDAN M，ÇOLPAN C. A new decision support system for

performance measurement using combined fuzzy TOPSIS/DEA approach [J]. International Journal of Production Research, 2009, 47 (15): 4327 – 4349.

[189] 卞亦文, 许皓. 基于虚拟包络面和 TOPSIS 的 DEA 排序方法 [J]. 系统工程理论与实践, 2013, 33 (2): 482 – 488.

[190] 朱卫东, 吴鹏. 引入 TOPSIS 法的风险预警模型能提高模型的预警准确度吗? ——来自我国制造业上市公司的经验证据 [J]. 中国管理科学, 2015, 23 (11): 96 – 104.

[191] 李刚, 迟国泰, 程砚秋. 基于熵权 TOPSIS 的人的全面发展评价模型及实证 [J]. 系统工程学报, 2011, 26 (3): 400 – 407.

[192] 李超. 新时期医疗卫生体制改革对医院演进的影响 [J]. 医学与哲学, 2015, 36 (4): 38 – 41.

[193] 冀楠, 李晋军, 黄明玉. 城市社区卫生服务体系在缓解"看病难, 看病贵"中的地位和作用调查分析 [J]. 医学理论与实践, 2012, 25 (20): 2569 – 2570.

[194] GAYNOR M, ANDERSON G F. Uncertain demand, the structure of hospital costs, and the cost of empty hospital beds [J]. Journal of Health Economics, 1995, 14 (3): 291 – 317.

[195] MARK B A, HARLESS D W. Nurse staffing, mortality, and length of stay in for – profit and not – for – profit hospitals [J]. INQUIRY: The Journal of Health Care Organization, Provision, and Financing, 2007, 44 (2): 167 – 186.

[196] 陆建芳, 戴炳鑫. 企业技术中心技术创新资源配置效率评价 [J]. 科研管理, 2012 (01): 19 – 26.

[197] 王国顺, 支晓静, 胡国武. 零售企业 O2O 转型的效率变动实证分析 [J]. 系统工程, 2016, 34 (11): 98 – 104.

[198] 王中华, 李湘君. 补偿机制转化与公立医院产出效率驱动 [J]. 系统工程, 2015, 33 (8): 95 – 104.

[199] SIMÕES P, MARQUES R C. Performance and congestion analysis of the portuguese hospital services [J]. Central European Journal of Operations Research, 2011, 19 (1): 39 – 63.

［200］ LI C L. Hospital diagnostic aggregation and risk – adjusted quality ［J］. Health Services Research, 2015, 50 (2): 614 –624.

［201］ BELLMAN R E. Dynamic Programming ［M］. Princeton: Princeton University Press. 1957.

［202］《运筹学》教材编写组. 运筹学 ［M］. 北京: 清华大学出版社, 2012.

附录 A　环境变量与效率值散点图

A1. 环境变量与 E 值散点图

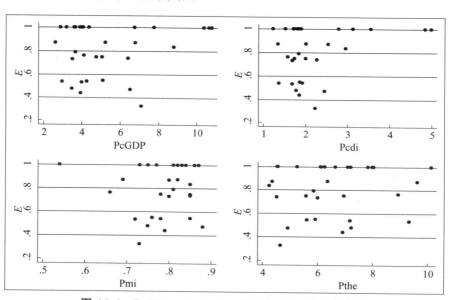

图 A1.1　PcGDP、Pcdi、Pmi 和 Pthe 与 E 值的散点图

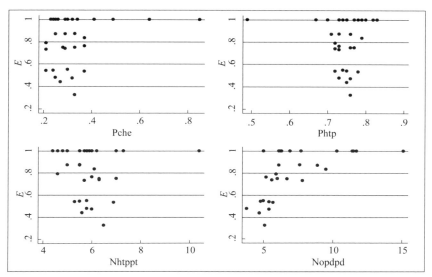

图 A1. 2　Pche、Phtp、Nhtppt 和 Nopdpd 与 E 值的散点图

A2. 环境变量与 QE 值散点图

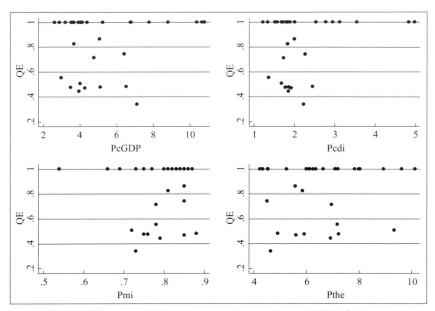

图 A2. 1　PcGDP、Pcdi、Pmi 和 Pthe 与 QE 值的散点图

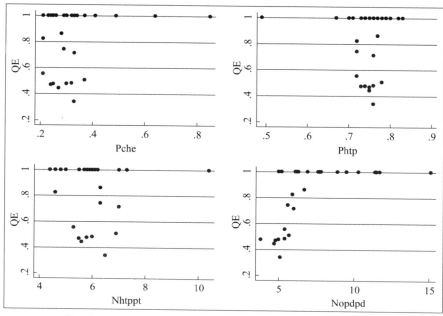

图 A2.2　Pche、Phtp、Nhtppt 和 Nopdpd 与 QE 值的散点图

附录 B 条件变量原始值校准表

表 B1 原始值校准

案例	PcGDP	Pcdi	Pmi	Pthe	Pche	Phtp	Nhtppt	Nopdpd	E	QE
北京	0.95	0.95	0.50	0.79	0.95	0.75	0.95	0.80	0.95	0.95
天津	0.95	0.77	0.78	0.07	0.74	0.68	0.52	0.86	0.95	0.95
河北	0.39	0.44	0.89	0.5	0.18	0.36	0.15	0.18	0.95	0.95
辽宁	0.20	0.41	0.34	0.68	0.18	0.44	0.50	0.05	0.13	0.12
上海	0.79	0.59	0.29	0.08	0.55	0.59	0.61	0.20	0.05	0.05
江苏	0.74	0.64	0.95	0.12	0.54	0.59	0.53	0.27	0.12	0.12
浙江	0.59	0.50	0.36	0.38	0.51	0.47	0.50	0.18	0.19	0.12
福建	0.36	0.50	0.44	0.63	0.32	0.50	0.39	0.13	0.10	0.10
山东	0.94	0.95	0.50	0.45	0.87	0.93	0.69	0.95	0.95	0.95
广东	0.89	0.74	0.85	0.05	0.61	0.82	0.55	0.75	0.73	0.95
海南	0.83	0.84	0.70	0.18	0.66	0.95	0.73	0.86	0.95	0.95
山西	0.23	0.47	0.50	0.57	0.13	0.47	0.07	0.51	0.95	0.95
吉林	0.76	0.66	0.47	0.06	0.50	0.59	0.34	0.71	0.81	0.95
黑龙江	0.25	0.48	0.50	0.36	0.05	0.41	0.07	0.41	0.62	0.71
安徽	0.73	0.60	0.85	0.07	0.50	0.41	0.58	0.32	0.48	0.49
江西	0.34	0.33	0.93	0.44	0.13	0.28	0.34	0.50	0.95	0.95
河南	0.59	0.53	0.85	0.27	0.41	0.68	0.58	0.54	0.50	0.79

续表

案例	PcGDP	Pcdi	Pmi	Pthe	Pche	Phtp	Nhtppt	Nopdpd	E	QE
湖北	0.50	0.52	0.85	0.28	0.13	0.50	0.34	0.15	0.19	0.11
湖南	0.76	0.71	0.61	0.07	0.51	0.87	0.45	0.85	0.95	0.95
内蒙古	0.20	0.31	0.47	0.41	0.05	0.44	0.45	0.63	0.47	0.95
广西	0.41	0.51	0.34	0.66	0.50	0.68	0.53	0.50	0.95	0.95
重庆	0.61	0.54	0.61	0.52	0.55	0.44	0.34	0.62	0.81	0.95
四川	0.25	0.34	0.61	0.68	0.25	0.44	0.50	0.56	0.95	0.95
贵州	0.09	0.09	0.42	0.67	0.05	0.41	0.26	0.27	0.18	0.19
云南	0.07	0.17	0.39	0.80	0.10	0.50	0.11	0.62	0.95	0.95
西藏	0.13	0.05	0.05	0.95	0.54	0.05	0.05	0.47	0.95	0.95
陕西	0.56	0.36	0.42	0.63	0.55	0.59	0.69	0.44	0.50	0.43
甘肃	0.05	0.08	0.21	0.93	0.18	0.39	0.15	0.47	0.81	0.95
青海	0.43	0.21	0.16	0.89	0.61	0.44	0.53	0.22	0.54	0.95
宁夏	0.51	0.35	0.29	0.77	0.57	0.82	0.56	0.56	0.95	0.95
新疆	0.38	0.31	0.27	0.92	0.61	0.75	0.67	0.35	0.18	0.15